Shashank Soni
Veerma Ram
Anurag Verma

Quitosano: veículo versátil para a administração de medicamentos

Shashank Soni
Veerma Ram
Anurag Verma

Quitosano: veículo versátil para a administração de medicamentos

ScienciaScripts

Cover image: www.ingimage.com

This book is a translation from the original published under ISBN 978-3-639-66094-4.

Publisher:
Sciencia Scripts
is a trademark of
Dodo Books Indian Ocean Ltd. and OmniScriptum S.R.L publishing group

120 High Road, East Finchley, London, N2 9ED, United Kingdom
Str. Armeneasca 28/1, office 1, Chisinau MD-2012, Republic of Moldova, Europe
Managing Directors: Ieva Konstantinova, Victoria Ursu
info@omniscriptum.com

Printed at: see last page
ISBN: 978-620-8-58672-0

ÍNDICE DE CONTEÚDOS

RESUMO

Em todo o mundo, registaram-se avanços significativos na exploração do quitosano, a fim de investigar estes sistemas de acordo com as necessidades dos doentes, tanto em termos de eficácia terapêutica como de adesão dos doentes. Estes sistemas controlam com precisão a taxa de libertação do fármaco alvo para um local específico. O presente documento de revisão é uma tentativa de fornecer novos conhecimentos sobre várias caraterísticas físico-químicas e biológicas do quitosano, juntamente com as suas potenciais aplicações numa vasta gama de abordagens biomédicas. O quitosano tem sido considerado como um agente único e eficaz, possuindo um amplo espetro de caraterísticas desejadas. É de salientar que os recentes avanços científicos na utilização deste excipiente como transportador produzirão sistemas de administração de medicamentos de nova geração, com melhores intervenções terapêuticas. São necessários mais estudos para desvendar as propriedades benéficas ocultas do quitosano e dos seus derivados, a fim de obter novos sistemas de administração que possam ter grandes perspectivas num futuro próximo.

Palavras-chave: Quitosana, sítio específico, sistema de liberação de fármacos, excipiente, aplicações farmacêuticas e biotecnológicas.

Capítulo 1

INTRODUÇÃO

O quitosano (CH) é um polímero natural obtido por desacetilação alcalina da quitina, não é tóxico, é biocompatível e biodegradável. Estas propriedades fazem do quitosano um bom candidato para o desenvolvimento de sistemas convencionais e inovadores de administração de medicamentos e genes a nível gastrointestinal (GI). O quitosano também tem aplicação na administração oral e/ou bucal, na administração de medicamentos específicos do estômago, na administração intestinal e na administração de medicamentos específicos do cólon. O quitosano encontra aplicação no sistema flutuante de administração de fármacos devido à sua hidrofilicidade, capacidade de inchaço em contacto com a água, grau de reticulação e biodegradabilidade (Pillai et al., 2009).

A fonte básica de quitosano é a quitina. O quitosano é obtido por N-desacetilação da quitina, que é um mucopolissacárido naturalmente abundante que forma o exoesqueleto, bem como a estrutura interna de certos crustáceos e insectos. As conchas contêm 20-50% de quitina numa base de peso seco. As conchas de amêijoa e de ostra contêm quantidades significativas de quitina (Allan e al., 1978). No entanto, os rendimentos em polímeros são baixos e o conteúdo mineral é elevado em ambas. Verificou-se que as conchas de amêijoa e de ostra contêm 6 e 4% de quitina e 90 e 85% de cinzas, respetivamente. O exoesqueleto das carapaças do caranguejo e da lagosta e a concha do camarão constituem atualmente a principal biomassa industrial de quitina. As conchas estão disponíveis comercialmente como resíduos das indústrias de transformação de produtos do mar. Contrariamente aos moluscos de concha, que são a fonte menos pura de quitina, o esqueleto das lulas contém 40% de quitina, quase isenta de sais de cálcio. A pena da lula é, de facto, a única fonte importante do polimorfo β-quitina, uma vez que os crustáceos contêm exclusivamente α-quitina. O quitosano também pode ser obtido a partir de fungos através de um processo de fermentação (Allan e al., 1978). As quitinas fúngicas têm uma série de vantagens em relação às fontes de crustáceos, nomeadamente a composição uniforme, a disponibilidade durante todo o ano e o facto de não necessitarem de uma etapa de desmineralização. No entanto, estas estão associadas a celulose, glucano e poligalactosamina que têm de ser removidos (Goycooleaa et al., 2000). Existem alguns fungos que produzem quitina com rendimentos significativos com base no teor de parede celular seca, nomeadamente Mucor rouxii e canephora cucurbitarum com 30 e 28% de quitosano, respetivamente. Além disso, duas diatomáceas marinhas, Cyclotella cryptic e Thalassiosira fluviatilis, demonstraram ser uma fonte de quitina pura que não está associada à proteína. A quitina é um polissacárido azotado, branco, duro e inelástico. O quitosano tem uma estrutura cristalina rígida estabilizada através de ligações de hidrogénio inter e intra-moleculares. As principais fontes comerciais de quitina são os resíduos de conchas de camarão, lagosta, krill e caranguejo. O processamento das conchas de crustáceos envolve principalmente a remoção de proteínas e a dissolução de carbonato de cálcio.

GRÁFICO DE FLUXO PARA ISOLAMENTO DE QUITOSANA DA DE CRUSTÁCEO

(Dutta et al., 2004)

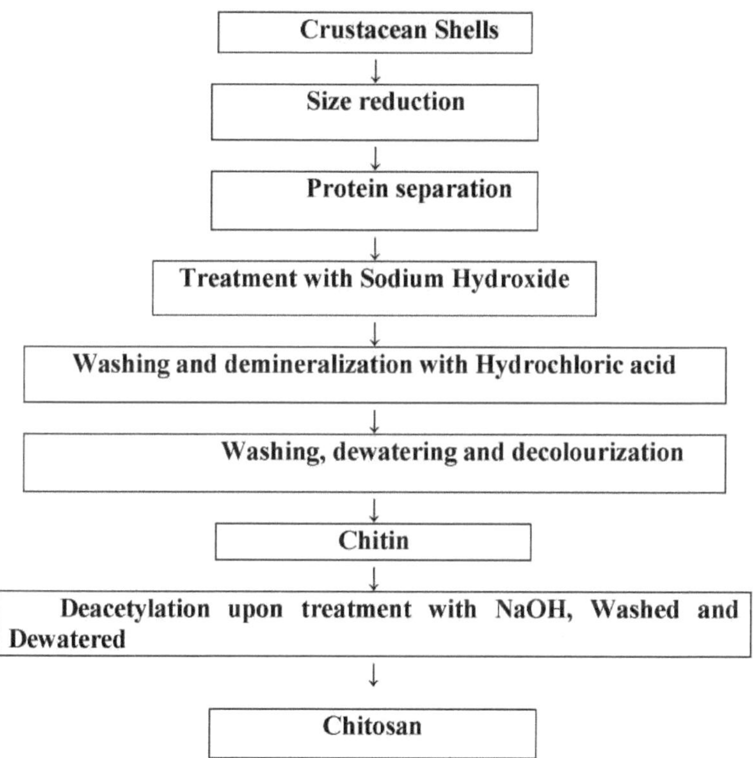

Capítulo 2

MÉTODOS DE PREPARAÇÃO DO QUITOSANO

Isolamento de quitina

Os resíduos de conchas de crustáceos são constituídos por proteínas (20-40%), sais de cálcio e magnésio, principalmente carbonato e fosfato (30-60%), quitina (20-30%) e lípidos (0-14%). Estas proporções variam consoante a espécie e a estação do ano (No et al., 1989). Por conseguinte, o isolamento da quitina a partir de resíduos biológicos de crustáceos envolve três operações básicas: desproteinização; remoção de proteínas residuais, desmineralização; remoção de matéria inorgânica e descoloração; remoção de pigmentos lipídicos (carotenóides).

Os processos químicos convencionais para realizar cada uma das operações acima referidas incluem: remoção de proteínas por tratamento com álcali diluído e remoção de sais minerais por tratamento ácido, mas a etapa de desmineralização também pode preceder a etapa de desproteinização. A descoloração pode ser realizada através de tratamentos típicos de branqueamento com peróxido de hidrogénio ou hipoclorito de sódio, a fim de destruir os pigmentos carotenóides (Foster et al., 1957).

Desproteinização

Quando a proteína removida se destina a ser comercializada, é preferível a sua extração antes da etapa de desmineralização, de modo a maximizar o rendimento e a qualidade da proteína.

No processo químico, as conchas de crustáceos são normalmente tratadas com uma solução de hidróxido de sódio (1-10%) a uma temperatura elevada (65-100°C), a fim de dissolver o conteúdo proteico. Outros agentes, como o carbonato de sódio, o bicarbonato de sódio, o hidróxido de potássio, o carbonato de potássio, o hidróxido de cálcio, etc., são utilizados para a remoção das proteínas. Os tratamentos alcalinos mais suaves registados são os que utilizam carbonato de sódio em concentrações até 0,1M, juntamente com sabão a ~100°C durante 4 horas. No entanto, a maioria dos tratamentos químicos convencionais envolve a utilização de hidróxido de sódio, mas com uma grande variação na concentração (0,25-2,5M), na temperatura (65-100°C), na duração do tratamento (0,5-72h) e num número de operações para a remoção de proteínas.

Os tratamentos por digestão enzimática ou fermentação por bactérias proteolíticas também têm sido utilizados para remover parcialmente as proteínas. Várias proteases, como a tripsina, a pepsina, a quimotripsina e a papaína, têm sido utilizadas com sucesso. Nestes processos, permanecem proteínas residuais na ordem dos 1-5%. No processo enzimático, a qualidade da proteína hidrolisada é mantida. No entanto, a remoção de proteínas deste processo não é completa, pelo que só pode ser considerada como uma etapa de pré-tratamento para obter quitina de alta qualidade, que está sujeita a uma degradação química mínima (Austin et al., 1986).

Desmineralização

A remoção do carbonato de cálcio dos resíduos de crustáceos é normalmente efectuada através da diluição de ácido clorídrico (HCl) à temperatura ambiente. A concentração de HCl, o tempo e o rácio de sólidos numa solução de HCl variam consoante a fonte, tendo sido relatada uma vasta gama dessas condições em diferentes estudos (Islam et al., 2011). No entanto, a remoção deve geralmente ser efectuada à temperatura ambiente para evitar a degradação do polímero. Os cientistas investigaram várias condições de desmineralização e verificaram que os teores mais baixos de cinzas (-0,14%) foram obtidos com HC1 1,4N à temperatura ambiente, durante 24 horas e com um rácio de solução de casca 1:7. Outros ácidos conhecidos por serem utilizados são o ácido nítrico, o ácido sulfúrico, o ácido acético e o ácido fórmico. Austin et al., 1996 utilizaram EDTA em pH alcalino para minimizar a degradação. É importante que a quantidade de ácido seja estequiometricamente igual ou superior a todos os minerais presentes na concha para garantir uma reação completa (Foster et al., 1957; Islam et al., 2011).

Descoloração

Os exoesqueletos dos crustáceos contêm matéria corante cuja recuperação pode ser integrada no processo de fabrico de quitina, uma vez que têm um elevado valor comercial. O principal pigmento presente é o β-caroteno. Os pigmentos valiosos podem ser removidos através da extração da casca com etanol, éter, acetona, clorofórmio ou óleo após a etapa de desmineralização por tratamento com ácido ou EDTA (No et al., 1989). Os agentes branqueadores convencionalmente utilizados para oxidar os pigmentos são 0,5-3% H_2O_2 ou 0,32% NaOCl. O tratamento com ácido acético aquoso quente a 50% desmineraliza simultaneamente a concha e extrai os carotenóides (Foster et al., 1957; Austin et al., 1986).

Capítulo 3

FABRICO DE QUITOSANO ATRAVÉS DA ALTERAÇÃO DO GRAU DE DESACETILAÇÃO

A principal reação de derivatização da quitina é a hidrólise dos grupos acetamido na posição C2. Esta reação é geralmente realizada através de um tratamento de hidrólise alcalina grave. Normalmente, são necessários tratamentos térmicos da quitina sob forte alcalinidade aquosa para obter quitina parcialmente desacetilada (grau de desacetilação inferior a 30%), considerada quitosano (Trung et al., 2006; Lavertu et al., 2003). O principal critério para distinguir o quitosano da quitina é a solubilidade em soluções ácidas diluídas obtidas quando a fração residual de acetilo é baixa e, consequentemente, a fração do grupo NH2 é suficientemente elevada para favorecer a solubilização do polímero devido a interações electrostáticas favoráveis dos grupos amino carregados. Os métodos de preparação de quitosano a partir de quitina com diferentes graus de desacetilação incluem a desacetilação heterogénea de quitina sólida em meio aquoso e a desacetilação homogénea de quitina pré-inchada em meio aquoso (Lavertu et al., 2003).

A desacetilação heterogénea envolve uma reação preferencial nas regiões amorfas do polímero, deixando quase intactas as regiões cristalinas nativas da quitina de origem. Este é o tratamento preferido. Em alternativa, a modificação homogénea é realizada por tratamento com álcali moderadamente concentrado (-13% w/w) actuando sobre a quitina pré-inchada no vácuo e deixando-a reagir a 25-40°C durante 1224h. Isto permite o acesso do álcali aos grupos N-acetilo e, consequentemente, uma modificação mais uniforme em toda a cadeia. Em condições heterogéneas ou homogéneas, a reação de desacetilação implica a utilização de uma solução alcalina concentrada ou tempos de processamento longos, que podem variar entre 1 e 80 horas (Sorlier et al., 2001). Os factores que se sabe afectarem a extensão da desacetilação incluem: concentração de álcali, tratamento anterior, tamanho e densidade das partículas. Sabe-se que os dois últimos afectam a penetração da base na região amorfa. Em geral, o nível máximo de desacetilação obtido num único tratamento alcalino é de cerca de 75-85% (Mima et al., 1983).

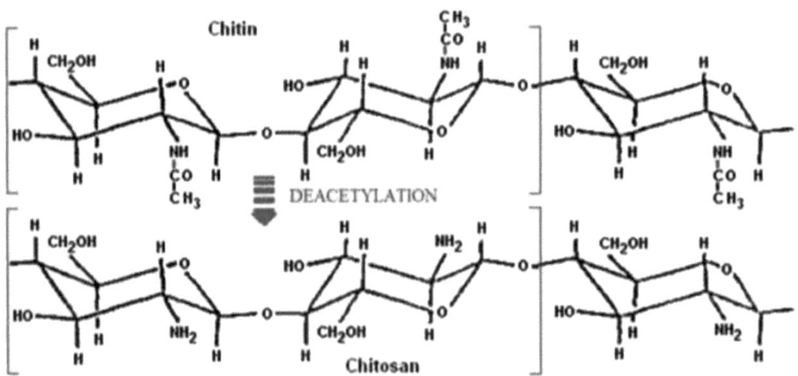

Figura 2: Processo de desacetilação da quitina para obter quitosano (Sharma et al.,2010)

Capítulo 4

CARACTERÍSTICAS ESTRUTURAIS DO QUITOSANO E PROPRIEDADES

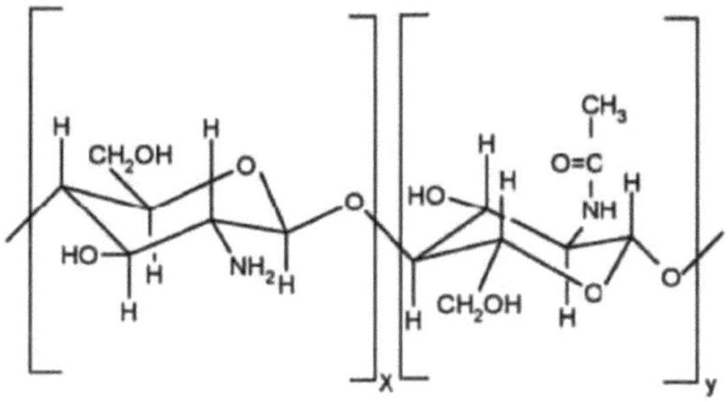

Figura 3: Estrutura do quitosano (Sónia et al., 2011) (x= 70-90%, y=3-10%)
x=NH_2, y=$NHCOCH_3$

Quimicamente, o quitosano é constituído por unidades [a (1→4) 2-amino-2-desoxi-β-D-glucano]. É um copolímero de N-acetil-D-glucosamina e D-glucosamina. A espinha dorsal do açúcar consiste em D-Glucosamina ligada a β-l, 4 com um elevado grau de N-acetilação. Assim, o quitosano é poli (N-acetil-2-amino-2-desoxi-D-glucopiranose), em que as unidades de N-acetil-2-amino-2-desoxi-D-glucopiranose estão ligadas por (1→4) - ligações β-glicosídicas (Kumar et al., 2004).

O quitosano existe como um polímero de cadeia longa com uma massa molecular até vários milhões de Daltons. O quitosano disponível no mercado tem um peso molecular médio que varia entre 3800 e 20 000 000 Daltons e está 66 a 95% desacetilado. O peso molecular e o grau de acetilação do quitosano desempenham um papel importante na determinação das propriedades físico-químicas. O quitosano com um baixo grau de desacetilação (DA $\leq$ 40 %) é solúvel até um pH de 9, enquanto os quitosanos altamente desacetilados (DA $\geq$ 85%) são solúveis apenas até um pH de 6,5 (Pillai et al., 2009). Geralmente, os quitosanos com menor peso molecular e menor DA apresentam maior solubilidade e degradação mais rápida. O quitosano tem uma conformação estendida com uma cadeia mais flexível quando está altamente desacetilado; no entanto, devido à repulsão de cargas na molécula, tem uma forma de bastonete ou enrolada com um baixo grau de desacetilação. O aumento do grau de desacetilação também aumenta a viscosidade. A quitosana tem um pKa de aproximadamente 6,5 nos grupos amina. A um pH inferior a 6, as aminas do quitosano são protonadas, reflectindo o comportamento policátionico do quitosano. A um pH inferior a 6,5, o quitosano é solúvel na maioria das soluções orgânicas ácidas. A solubilidade do quitosano em pH neutro ou básico pode ser melhorada por quatemização. A um pH superior a 6,5, as aminas do quitosano são desprotonadas e são reactivas, pelo que podem sofrer associações interpoliméricas que conduzem à formação de fibras e redes. O quitosano incha e forma uma camada semelhante a um gel num ambiente aquoso ou após interação com um anião divalente ou polivalente. O quitosano tem também a capacidade de quelatar iões de metais de transição. Comercialmente, o quitosano está disponível sob a forma de flocos, pasta, película ou pó fino (Kurita, 1998). Uma caraterística estrutural importante do quitosano, que lhe confere propriedades especiais, inclui cargas fortes, peso molecular elevado, flexibilidade suficiente da cadeia, propriedades de energia de superfície, grupos de ligação H fortes como -OH, -COOH (Muzzarelli et al., 2005).

Capítulo 5

CLASSIFICAÇÃO DO QUITOSANO EM FUNÇÃO DO PESO MOLECULAR

O peso molecular do quitosano tem uma grande influência na distribuição do tamanho, na eficiência da encapsulação, nas propriedades micromeriticas (ângulo de repouso e densidade aparente), no comportamento de libertação controlada e nas propriedades mucoadesivas (Berger et al., 2004; Kumar et al., 2004).

Quitosano ***de baixo peso molecular (LMWCH)*** O quitosano com peso molecular de 50-190 kDa é caracterizado como quitosano de baixo peso molecular. Existe como um pó branco, com pH 7,0-9,0. O LMWCH possui uma viscosidade na gama de 20-300 cP (1 Wt. % em ácido acético a 1%) determinada a 25°C no viscosímetro de Brookfield. É solúvel em ácido aquoso diluído. A quitosana de baixo peso molecular tem as melhores propriedades de fluxo e a maior densidade aparente (0,2-0,4g/ml), mas foi considerada pobre em termos de adesão. É 75-85% desacetilado. É utilizado como floculante, precipitante de proteínas, agente de encapsulamento e espessante aquoso. Forma o gel com aniões multivalentes e dá soluções claras que secam em películas fortes e claras.

Quitosano de peso molecular intermédio/quitosano de peso molecular médio

O quitosano com peso molecular de 190-310 kDa é caracterizado como quitosano de peso molecular intermédio (MMWCH). Apresenta-se sob a forma de pó branco ou amarelo claro. O MMWC possui uma viscosidade na gama de 200-800cP (1 % Wt. em ácido acético a 1%) determinada a 25°C no viscosímetro de Brookfield. É solúvel em ácido aquoso diluído. O MMWCH apresentou uma forte adesão às superfícies da mucosa. Podem controlar a taxa de libertação do fármaco modificando a proporção fármaco-polímero. É 75-85% desacetilado e tem uma densidade aparente de 0,4-0,6g/ml.

Quitosano de elevado peso molecular

O quitosano com um peso molecular na gama de 310-375 kDa é caracterizado como quitosano de elevado peso molecular. Existe sob a forma de flocos grosseiros moídos ou de pó branco/amarelo claro. É insolúvel em água, bem como em solventes inorgânicos. O HMWCH possui uma viscosidade na gama de 800-2000cP (1 Wt. % em ácido acético a 1%) determinada a 25°C no viscosímetro de Brookfield. É >75% desacetilado e tem uma densidade aparente de ≥0,6-0,7. O quitosano HMWCH apresentou uma menor mucoadesão do que o quitosano MMWCH e uma menor libertação do fármaco.

Capítulo 6

QUITOSANO MODIFICADO QUIMICAMENTE

Quitosano quarternizado

Podem obter-se diferentes graus de quatemização de grupos amino no quitosano com iodeto de metilo numa solução alcalina de N-metilpirrolidinona. O derivado quarternizado, como o cloreto de N, N, N-trimetil quitosano (TMC), tem uma solubilidade aquosa muito mais elevada e é utilizado como potenciador de absorção. A trimetilação do quitosano também permite a manutenção e a melhoria das propriedades mucoadesivas. Em geral, as propriedades mucoadesivas melhoram com o aumento do grau de quatemização. Em virtude das fortes propriedades básicas dos grupos amino quaternários, o TMC é o mais adequado para a recolha e entrega de ADN/gene com carga negativa. A maior eficiência de transfecção do quitosano é atribuída ao aumento da entrada nas células facilitada pela interação hidrofóbica e à maior facilidade de desempacotamento do ADN dos transportadores de quitosano alquilado devido ao enfraquecimento das atracções electrostáticas entre o ADN e o quitosano alquilado (Jia et al., 2001; Kim et al., 1997). O quitosano quartemizado também apresenta uma melhor ação de eliminação do radical hidroxilo.

Derivados altamente catiónicos

Uma vez que o carácter catiónico do quitosano é fundamental para muitas das suas aplicações, como a bioadesão, o aumento da absorção, a eficiência da transfecção, bem como para actividades biológicas como a atividade antitumoral, antimicrobiana, anti-inflamatória e anti-hipercolesterolémica, foram preparados derivados altamente catiónicos do quitosano (Dung et al., 1994). Os polímeros catiónicos são preparados por reação de quitosano e cloreto de dialquil aminoalquilo em condições alcalinas. Os derivados de quitosano do tipo dialquilaminoalquilo com N-aminometil, N-dietilaminoetil, N-dimetilaminoetil, N-dimetilaminoisopropil apresentam uma atividade citotóxica significativa e uma propriedade de inibição da BACE1. A quitosana altamente catiónica também encontra aplicações em cosméticos para o cuidado do cabelo e da pele (Rinaudo., 2006).

Hidroxialquilquitosano

Estes quitosanos são obtidos por reação do quitosano com epóxidos: dependendo das condições do epóxido (pH, solvente e temperatura), a reação pode ocorrer predominantemente no grupo amino ou álcool, dando origem a quitosanos N-hidroxialquil ou O-hidroxialquil ou a uma mistura de ambos. Determinado glicol quitosano foi utilizado como veículo para o paclitaxel e a doxorrubicina. O glicol quitosano é também utilizado como estabilizador de proteínas encapsuladas em poli-micropartículas. Os epóxidos de cadeia longa foram utilizados em reação homogénea com o quitosano para obter produtos com uma atividade de superfície acentuada e uma capacidade de aumentar a espuma (Aranaz et al., 2010).

Carboxialquilquitosano

O processo de carboxialquilação introduz grupos ácidos na espinha dorsal do polímero. Para a introdução de grupos carboxilo nos grupos amino do quitosano, são preparados polielectrólitos anfotéricos com cargas fixas catiónicas e aniónicas.

Variando o grau de substituição do grupo carboxílico, podem ser obtidas várias densidades de carga na cadeia molecular, o que proporciona uma forma conveniente de controlar o comportamento dependente do pH. Foram desenvolvidos derivados de quitosano N-carboxialquil e O-carboxialquil utilizando diferentes condições de reação com ácido monohalocarboxílico para obter a seletividade N versus O (Kim et al., 1998). O N-carboximetilquitosano não só é solúvel em água, como também possui propriedades químicas, físicas e biológicas únicas, tais como elevada viscosidade, grande volume hidrodinâmico e película, formando um gel com capacidades que o tornam um excelente candidato para utilização em cosméticos e produtos alimentares. O carboximetilquitosano é utilizado no desenvolvimento de diferentes sistemas de administração de fármacos proteicos, como hidrogéis porosos, hidrogéis sensíveis ao pH e hidrogéis reticulados. O N, N-Dicarboximetilquitosano demonstrou ter boas capacidades quelantes e o seu quelato com fosfato de cálcio favoreceu a osteogénese, promovendo a mineralização óssea. O O-carboximetilquitosano apresenta atividade antibacteriana e propriedades adesivas modificadas (Mourya etal., 2008).

Quitosano modificado com açúcar

Desde que se descobriu o reconhecimento específico de células, vírus e bactérias pelos açúcares, esta modificação tem sido geralmente utilizada para introduzir açúcares específicos das células no quitosano. O quitosano galactosilado preparado a partir de ácido lactobiónico e quitosano é utilizado como matriz extracelular sintética para a fixação de hepatócitos (Sashiwa et al., 2004; Mourya et al., 2008). Os co-polímeros de enxerto de quitosano galactosilado com PEG ou PVP e dextrano foram úteis para a fixação de hepatócitos. O quitosano galactosilado esquartejado mantém a capacidade de reconhecimento celular e existe a possibilidade de entrega de genes. (Yoo et al., 2005; Agnihotri et al., 2004; Park et al., 2006).

Quitosano ligado a ciclodextrina

O quitosano que contém ciclodextrina (CD) foi desenvolvido com o objetivo de combinar as caraterísticas únicas do quitosano com o potencial da CD para formar complexos de inclusão não covalentes com uma série de moléculas convidadas que alteram as suas propriedades físico-químicas para melhorar o sistema de administração de medicamentos, os cosméticos e a química analítica. Certos quitosanos ligados por CD também apresentam uma melhor mucoadesão. O quitosano ligado a CD preparado pelo derivado monoclorotriazina de CD contendo uma porção triazinil como espaçador foi utilizado para a descontaminação de águas que contêm corantes têxteis (Martel et al., 2001; Chen et al., 2007; Tojimaetal., 1998).

N-Acilquitosano

Os derivados N-acilo do quitosano podem ser facilmente obtidos a partir de cloretos de acilo e anidridos. A N-acilação do quitosano com cloretos de ácidos de cadeia longa (6-16) aumentou o seu carácter hidrofóbico. A substituição hexanoílica melhora significativamente a capacidade de absorção de água do hidrogel, alterando o número de locais de ligação à água sob baixa humidade e o estado de eficiência de encapsulamento da água. O N-succinilquitosano foi desenvolvido como um material de penso para feridas. O quitosano N-acetilado com um baixo grau de desacetilação ajuda a formar uma ponte para interagir com a parede celular bacteriana (Badaway et al., 2004; Choi et al., 2007). A entrega de ADN pode ser direcionada para células cancerosas com a utilização de quitosano acilado com ácido fólico (Hashimoto et al., 2006; Lee et al., 2004).

O-Acilquitosano

A introdução de uma porção hidrofóbica com uma ligação éster no quitosano tem duas vantagens: os grupos hidrofóbicos contribuem para a solubilidade orgânica e a ligação éster é hidrolisada por uma enzima como a lipase. Por conseguinte, os derivados de quitosano com grupos O-acilo são concebidos como materiais de revestimento biodegradáveis. A preparação bem sucedida de O-acil quitosano é realizada em ácido metano sulfónico (Badawy et al., 2004).

Quitosano tiolado

A derivatização dos grupos amino primários do quitosano com reagentes de acoplamento com funções tiol leva à formação de quitosano tiolado. Até à data, foram criados quatro tipos de quitosano tiolado: conjugados como a quitosana-cisteína, o quitosano-ácido tioglicólico, o quitosano-4-tiobutilamidina e o conjugado quitosantio-etilamidina. Várias propriedades do quitosano são melhoradas pela imobilização de grupos tiol, utilizados em particular para a administração não invasiva de macromoléculas hidrofílicas (Bemkop et al., 2003; Lee et al., 2007). As propriedades mucoadesivas do quitosano devem-se à interação entre o grupo amino de carga positiva do polímero e os resíduos de ácido siálico e de ácido sulfónico de carga negativa do muco, que é ainda melhorada pela imobilização de grupos tiol. Em geral, um grau de modificação de 25-250 mmol de grupos tiol por grama de quitosano conduz à maior melhoria das actividades de reforço da mucoadesão e da permeação (Bravo et al., 2007; Kafedjiiski et al., 2005). As propriedades de aumento da permeação do quitosano devem-se principalmente à carga positiva do polímero que interage com a membrana celular, resultando numa reorganização estrutural das proteínas associadas às junções apertadas. O efeito de aumento da permeação pode ser melhorado através da imobilização de grupos tiol (Thanou et al., 2001; Ganjoo et al., 2016). As propriedades coesivas e as propriedades de gelificação *in situ* do quitosano resultantes das funções tiol reduzidas na espinha dorsal do quitosano permitem-lhe formar ligações dissulfureto inter e intramoleculares (Homof et al., 2003), resultando na reticulação das cadeias poliméricas em propriedades de gelificação in situ (Tiwari et al., 2015), é atribuída à oxidação dos grupos tiol em pH fisiológico. A propriedade inibidora de enzimas deve-se principalmente à inibição de proteases dependentes de zinco, como as aminopeptidases e as carboxipeptidases, pelos tiómeros. Isto deve-se principalmente à capacidade dos tiómeros de se ligarem aos iões de zinco. Este efeito inibitório é altamente benéfico para a administração oral de fármacos proteicos e peptídicos (Kim et al., 2005).

Quitosano sulfatado

O sulfato de quitosano representa uma importante família de derivados do quitosano. Para a sulfatação do quitosano, são utilizados vários métodos que envolvem uma combinação de agentes sulfatantes e de meios de reação. O sulfato de quitosano demonstrou possuir actividades anticoagulantes e de inibição da hemoaglutinação devido à semelhança estrutural com a heparina. Também possui actividades anti-escleróticas, antivirais, anti-VIH, antibacterianas, antioxidantes e de inibição enzimática. O sulfato de quitosano também apresenta elevadas actividades de sorção e é, por conseguinte, utilizado para a recuperação de iões metálicos (Jayakumar et al., 2007; Vikhoreva et al., 2005; Hirano et al., 1985; Xing et al., 2005; Xing et al., 2005).

DERIVADOS DIVERSOS DA QUITOSANA (Singh et al., 2004; Aranaz et al., 2010)

Quitosano azidado

K hetero fotossensível, o agente de reticulação bifuncional é ligado ao quitosano, formando o hidrogel flexível semelhante a borracha macia que, mostrou um forte adesivo de tecido- , a indução significativa da contração da ferida e a aceleração do encerramento e cicatrização da ferida.

Quitosano fosforilado

A fosforilação é efectuada sequencialmente com ácido fosfórico e formaldeído em meio aquoso ou ácido, proporcionando um N-mono- e di- fosfónico-metileno quitosano solúvel em água. Este facto confere propriedades anticoagulantes ao sangue, sendo também conhecido por melhorar a adesão celular.

EDTA-Quitosano

A introdução de EDTA numa espinha dorsal de quitosano converte este polímero cationogénico num polímero anionogénico que apresenta fortes propriedades mucoadesivas, atribuídas à forte formação de ligações H dos seus grupos de ácido carboxílico com a camada de gel do muco.

CARACTERÍSTICAS DA QUITOSANA QUE A TORNAM APTA PARA SISTEMAS DE DIVULGAÇÃO DE MEDICAMENTOS (Lehr et al., 1992; Li et al., 1992; Chatelet et al., 2001; He et al., 1998; Huei et al., 1996)

Elasticidade

O quitosano tem uma conformação alargada com uma cadeia mais flexível quando está altamente desacetilado, devido à repulsão de cargas na molécula. Este facto confere ao quitosano uma elasticidade suficiente da rede.

Capacidade de formar complexos polielectrólitos

A solubilização ocorre por protonação da função $-NH_2$ na posição C-2 da unidade de repetição de d-Glucosamina, pelo que o polissacárido é convertido num polielectrólito em meios ácidos (Chitosan pK_a- 6,3). Este facto deve-se à presença de carga positiva nos resíduos de quitosano. Esta caraterística permite a utilização do quitosano em diferentes aplicações; em particular, pode ser utilizado como floculante para a recuperação de proteínas, como componente para a obtenção de soluções, géis ou películas e fibras.

Mucoadesão

A quitosana incha e forma uma camada semelhante a um gel num ambiente aquoso (absorvendo água da camada mucosa), o que é favorável à interpenetração do polímero e das cadeias de glicoproteínas no muco. A carga positiva do polímero de quitosano dá origem a uma forte interação eletrostática com o muco ou com resíduos de ácido silícico de carga negativa na superfície da mucosa, que é responsável pela sua adesão à membrana mucosa.

Hidrofilicidade

O quitosano é hidrofílico por natureza devido a fortes grupos de ligação H, como os grupos $-NH_2$ e - CO-. Isto ajuda a aumentar a sua solubilidade em água devido às ligações H intermoleculares.

Biodegradabilidade

Como o quitosano é obtido a partir de fontes biológicas (crustáceos), é biodegradável na natureza. O quitosano também pode ser degradado por glucosidases presentes no organismo. Este facto também torna o quitosano biocompatível.

Extensão da reticulação

A extensão da reticulação varia consoante o grau de acetilação. Isto também ajuda a controlar a viscosidade da solução de quitosano. O aumento do grau de desacetilação leva a um aumento da viscosidade.

Porosidade

O diâmetro médio dos poros em todos os andaimes de quitosano foi encontrado no intervalo de 60-90μm. O tamanho dos poros determina a capacidade de absorção de água do polímero. Sabe-se que o quitosano com poros poligonais retém uma maior quantidade de água do que os que possuem poros alongados.

Sensibilidade a pequenas alterações de pH

O quitosano é muito sensível às alterações de pH. Mesmo uma ligeira mudança de pH provoca uma alteração acentuada no padrão de solubilidade do quitosano. Este facto torna o quitosano adequado para a administração de fármacos em locais específicos no TGI.

Capítulo 7

APLICAÇÕES FARMACÊUTICAS E BIOTECNOLÓGICAS DO QUITOSANO

Sistema de administração de medicamentos no cólon

Como o quitosano é biodegradável pela flora bacteriana do cólon, é um polímero promissor para o sistema de administração de medicamentos no cólon. O efeito das esferas de tri-polifosfato de quitosano na absorção de insulina foi estudado medindo a diminuição da concentração de glucose no plasma e a biodisponibilidade farmacológica relativa (Conti et al., 1998). O tri-polifosfato de quitosano mostrou uma excelente associação com a insulina e melhorou a absorção intestinal da insulina em maior medida. Verificou-se que o succinato de CH e o ftalato de CH carregados com diclofenac de sódio resistem à dissolução em condições ácidas e melhoram a dissolução em condições básicas, o que sugere a sua adequação a sistemas de administração de fármacos específicos para o cólon. Os complexos CH-pectina também foram considerados adequados para a administração de indometacina e paracetamol no cólon. As esferas de CH-alginato carregadas com uma proteína modelo, a albumina de soro bovino, foram investigadas para explorar a proteção temporária da proteína contra a degradação ácida e enzimática durante a passagem gástrica. Durante a incubação no fluido gástrico (pH 1,2), as pérolas mostraram inchaço e começaram a flutuar, mas não mostraram qualquer sinal de erosão, mas no fluido intestinal (pH 7,5), onde se verificou que as pérolas sofriam erosão, rebentavam e libertavam a proteína (Dixit et al., 2011; Bhattarai et al., 2010).

Agente mucoadesivo

A mucoadesão é a capacidade de um material se ligar ao revestimento mucoso do trato gastrointestinal e é regulada pela afinidade do DDS para as glicoproteínas de mucina do muco. Os polissacáridos são muito bons mucoadesivos devido à sua natureza não tóxica e podem ligar-se às mucinas através de interação eletrostática ou hidrofóbica. Os grupos amina e hidroxilo do quitosano foram implicados nas excelentes propriedades mucoadesivas do polissacárido, levando a um tempo de permanência prolongado no trato gastrointestinal. As propriedades mucoadesivas do quitosano dependem de vários factores, incluindo o comprimento da cadeia, a disposição espacial, a flexibilidade, a hidratação do polímero, a ligação de hidrogénio, a carga e o grau de ionização e a concentração do polímero. Em geral, uma gama de concentrações de 1-2,5 % em peso apresenta propriedades mucoadesivas suficientes para aplicações biomédicas (Kumar et al., 2000). Foram concebidas várias reacções com o quitosano tiolado que melhoraram as propriedades mucoadesivas e de gelificação in situ. Esta abordagem tem um grande potencial para a conceção de hidrogéis mucoadesivos como futuros veículos de administração de medicamentos através da formação de ligações dissulfureto entre os tiómeros e as glicoproteínas do muco. As propriedades mucoadesivas tornam o fármaco útil para sistemas de administração vaginal, nasal, ocular e oral (Bravo et al., 2007; Kafedjiiski et al., 2005).

Administração de medicamentos na cavidade oral

A administração local da terapêutica na boca pode ser utilizada para tratar várias doenças, como a doença periodontal (Ganjoo et al., 2016), estomatite, infecções fúngicas e virais e cancros da cavidade oral. Além disso, a administração de fármacos através da mucosa bucal na boca proporciona algumas vantagens únicas, incluindo evitar o metabolismo hepático de primeira passagem e a acidez e atividade proteolítica do resto do trato gastrointestinal. Devido às suas propriedades mucoadesivas, os hidrogéis à base de quitosano foram reconhecidos como excelentes candidatos à administração oral de fármacos. De facto, estes materiais aumentaram a penetração do fármaco na cavidade oral, melhorando a eficácia terapêutica através da manutenção de níveis elevados de agentes antimicrobianos no fluido cervical com uma absorção sistémica mínima. Os hidrogéis de quitosano têm uma excelente permeabilidade paracelular do epitélio da mucosa, o que conduziu a um transporte eficaz do péptido do fator de crescimento transformador-β (TGF-β) através de um sistema de mucosa oral porcina testado in vitro. Noutro sistema de distribuição, o quitosano integrado em películas de duas camadas e comprimidos com os fármacos orais nifedipina e cloridrato de propranolol mostrou uma adesão eficaz à membrana bucal. Além disso, os comprimidos bioadesivos de nicotina contendo 0-50% w/w de glicol quitosano produziram uma boa bioadesão. Os hidrogéis de quitosano foram desenvolvidos para a libertação local de uma série de outros fármacos na cavidade oral. Para além dos fármacos libertados, o próprio polímero de quitosano demonstrou atividade antifúngica. Por exemplo, os hidrogéis e as películas de quitosano foram capazes de limitar a adesão do agente patogénico comum Candida albicans às células bucais humanas. Estes DDSs também foram capazes de manter a libertação de fármacos (gluconato de clorexidina) a partir de um hidrogel, bem como de formulações de película. Os hidrogéis de quitosano também foram capazes de libertar ipriflavona, um fármaco lipofílico que promove a densidade óssea, nas bolsas periodontais (Bowman et al., 2006; Tozaki et al., 1997; Ensign et al., 2012).

Sistema de administração tópica

Devido à boa propriedade bioadesiva e à capacidade de manter a libertação dos constituintes activos, o CH tem sido utilizado em sistemas de administração tópica. Foram avaliadas microesferas bioadesivas de CH para a libertação tópica sustentada de cloreto de cetilpiridínio. Estes sistemas de administração de fármacos demonstraram uma melhor atividade microbiológica. A avaliação in vivo em ratos albinos mostrou que tanto as microesferas com carga de fármaco como as microesferas sem carga apresentaram boas propriedades de cicatrização de feridas (Ueno et al., 2001,Sezeretal.,2012).

Sistema de administração ocular

O principal requisito para um sistema de administração ocular é um bioadesivo que aumente o tempo de contacto com a córnea, conduzindo a uma melhor absorção do fármaco no local. Tendo em conta o bioadesivo de quitosano, foram feitas tentativas para aproveitar as vantagens das propriedades catiónicas do quitosano na administração ocular. Foi demonstrada a capacidade do cloridrato de quitosano para aumentar a permeabilidade transcomeal do fármaco. O óxido de polietileno foi utilizado como material de base ao qual foram adicionados grânulos de quitosano contendo ofloxacina e comprimido o pó, dando origem a inserções circulares. A adição de uma concentração crescente de quitosano mostrou uma erosão acelerada e a libertação de um fármaco aprisionado. Verificou-se que as irritações oculares nos sistemas à base de quitosano eram menores em comparação com os insertos sem quitosano. A ciclosporina A (CyA) foi escolhida como fármaco modelo. Foi utilizada uma técnica de gelificação iónica modificada para produzir nanopartículas de CH carregadas com CyA. Obtiveram-se estas nanopartículas com um tamanho médio de 293 nm, um potencial zeta de +37 mV, uma elevada eficiência de associação de CyA e uma carga de 73% e 9%, respetivamente. Os estudos de libertação in vitro, realizados em condições de afundamento, revelaram uma libertação rápida durante a primeira hora, seguida de uma libertação mais gradual do fármaco durante o período de 24 horas. As experiências in vivo mostraram que, após a instilação tópica de nanopartículas de CH carregadas com CyA em coelhos, foram atingidas concentrações terapêuticas nos tecidos oculares externos (ou seja, córnea e conjuntiva) em 48 horas, mantendo-se níveis insignificantes ou indetectáveis de CyA nas estruturas oculares internas (ou seja, íris/corpo ciliar e humor aquoso), no sangue e no plasma. Estes níveis eram significativamente mais elevados do que os obtidos após a instalação de uma solução de CH contendo CyA e de uma suspensão aquosa de CyA (De et al., 2001). O estudo indicou que as nanopartículas de CH podem ser utilizadas como veículo para aumentar o índice terapêutico de fármacos clinicamente difíceis, com potencial aplicação a nível extraocular. O quitosano possui todas as caraterísticas necessárias para fabricar uma lente de contacto ideal: clareza ótica, estabilidade mecânica e correção ótica suficiente, permeabilidade aos gases, especialmente ao oxigénio, molhabilidade e compatibilidade imunológica. As propriedades antimicrobianas e de cicatrização de feridas do quitosano, juntamente com uma excelente capacidade de película, tornam o quitosano adequado para o desenvolvimento de lentes de contacto oculares (Diebold et al., 2007; Ridolfi et al., 2012).

Material de revestimento

O quitosano tem boas propriedades de formação de película e, por conseguinte, é utilizado como material de revestimento em aplicações de administração de medicamentos. As micropartículas revestidas com quitosano têm muitas vantagens, como a melhoria da carga útil do fármaco, a propriedade bioadesiva e as propriedades de libertação prolongada do fármaco em relação às partículas não revestidas (Ilium et al., 1998). Foram preparadas microesferas revestidas com quitosano compostas por misturas de poli (ácido lático)-poli (caprolactona) (Prabharan et al., 2004).

Administração subcutânea

A capacidade dos DDSs de hidrogel à base de quitosano para gelificar seletivamente e libertar uma carga terapêutica no organismo fez do quitosano um material popular no domínio da administração subcutânea e da terapêutica implantável. O quitosano é também um material preferido devido à sua falta de imunogenicidade e inflamação, que resultaram de muitos outros materiais implantados subcutaneamente (Mi et al., 2002).

Fornecimento de factores de crescimento

Uma das principais áreas de utilização de dispositivos implantáveis tem sido o desenvolvimento de cartilagem, osso e tecidos nervosos através da suplementação com factores de crescimento ou moléculas de glicosaminoglicanos (GAG). Os hidrogéis de quitosano associados à BMP-7 (Proteína Morfogenética Óssea) demonstraram a capacidade de melhorar a reparação de lesões. Por exemplo, para melhorar a formação de cartilagem, o sulfato de condroitina, uma molécula GAG encontrada na cartilagem, foi imobilizada em hidrogéis de quitosana. O fator de crescimento derivado das plaquetas também foi colocado em géis de quitosano para aumentar a osteoindução através da libertação do fator de crescimento à medida que o hidrogel se degrada na

local do defeito. Foi demonstrado que os hidrogéis de quitosano-alginato carregados com BMP-2 e células estaminais mesenquimais (MSCH) induzem a formação de osso subcutâneo. Os guias nervosos de quitosana-laminina carregados com fator de crescimento nervoso derivado da linha celular glial (GDNF) melhoraram a recuperação funcional e sensorial do nervo através da libertação de GDNF na fase inicial da implantação. Os tratamentos com alguns factores de crescimento que têm meias-vidas terapêuticas curtas, como o fator de crescimento endotelial, requerem a administração frequente para manter uma concentração eficaz. As microesferas de hidrogel de quitosano-albumina mostraram uma libertação contínua durante mais de 3 semanas após a implantação subcutânea em ratos, indicando um possível sucesso *in vivo* (Lee et al., 2002; Lee et al., 2000; Bose et al., 2012).

Entrega de genes

A terapia génica é uma tarefa difícil no tratamento de doenças genéticas. No caso da entrega de genes, o ADN plasmídeo tem de ser introduzido nas células-alvo, que devem ser transcritas e a informação genética deve, por fim, ser traduzida na proteína correspondente. Para atingir este objetivo, o sistema de entrega de genes tem de ultrapassar uma série de obstáculos. A transfecção é afetada pela orientação do sistema de entrega para a célula-alvo, pelo transporte através da membrana celular, pela absorção e degradação nos endolisossomas e pelo tráfico intracelular do ADN plasmídico para o núcleo. O quitosano pode interagir ionicamente com o ADN de carga negativa e formar complexos polielectrólitos. Nestes complexos, o ADN fica mais bem protegido contra a degradação da nuclease, o que leva a uma melhor eficiência da transfecção. Foram preparadas nanopartículas de ADN-CH para examinar a influência de vários parâmetros na sua preparação. A eficiência de transfecção das nanopartículas de CH-DNA foi dependente do tipo de célula. Os auto-agregados foram preparados através de uma modificação hidrofóbica de CH com ácido desoxicólico em meio aquoso. Os auto-agregados têm um tamanho pequeno (diâmetro médio de 160 nm) com uma distribuição de tamanho unimodal. Os auto-agregados podem formar complexos de carga quando misturados com ADN plasmídico. Foi sugerida a utilidade do complexo auto-agregado/DNA para a transferência de genes para células de mamíferos in vitro. Foram relatados vários estudos de transfecção utilizando CH quimicamente modificado. Os oligómeros de CH trimetil foram examinados quanto à sua potência como transportadores de ADN (Kooping et al., 2004).

Terapia do cancro

As principais formas de tratamento do cancro são a cirurgia, a radioterapia e a quimioterapia. Os DDSs de hidrogel podem ser utilizados nas duas últimas abordagens de tratamento. A implantação de radioterapia adjacente ao tecido alvo é designada por braquiterapia, ou radioterapia com fonte selada. Esta técnica fornece doses elevadas de radioterapia ao local alvo, mas pode ser complicada pelos procedimentos invasivos de colocação e remoção dos dispositivos de braquiterapia. Os hidrogéis de quitosano forneceram matrizes nas quais os radioisótopos foram carregados para exposição controlada, mas também podem gelificar in vivo, limitando assim a sua natureza invasiva (Tan et al., 2009; Kim et al., 2008; Ta et al., 2008).

Seleção do cérebro

As nanopartículas de quitosano foram utilizadas para o direcionamento dos fármacos para o cérebro após o seu revestimento com polissorbato 80. Os inibidores da colinesterase foram utilizados para os direcionar para o cérebro através da via nasal. O quitosano tem sido utilizado para melhorar a eficácia da orientação cerebral através da via direta do nariz para o cérebro, especialmente para medicamentos destinados ao tratamento de perturbações do sistema nervoso central. Além disso, tem sido utilizado para combinar o fármaco ativo para atingir a região olfactiva com caraterísticas bioadesivas de libertação controlada para manter o fármaco no local de absorção. Para além disso, as nanopartículas de quitosano com estradiol apresentam uma concentração mais elevada de estradiol no CHF em cada período de amostragem após a administração intranasal. Isto prova uma melhor utilização das nanopartículas de quitosano como uma formulação adequada para a administração de estradiol no sistema nervoso central (SNC). Foi também referido que tanto as caraterísticas estruturais do quitosano como o peso molecular desempenham um papel fundamental na promoção da absorção intranasal do fosfato de 2,3,5,6 -tetrametilpirazina (Wang et al., 2008; Fazil et al., 2012).

Como anticoagulantes

A quitosana foi introduzida para preparar o novo composto de fibroína de seda heparinizada e quitosana (Hep-SF/CH) para inibir infecções por *S. aureus*. O material compósito resultante apresentou não só uma propriedade anticoagulante impressionante, mas também uma atividade antibacteriana eficaz. Assim, este tipo de novo material de dupla função apresenta um potencial notável em aplicações de dispositivos de contacto com o sangue. A coagulação e a subsequente cloração são normalmente utilizadas para o tratamento de águas superficiais, a fim de produzir água potável. O quitosano foi recentemente proposto para aplicação no tratamento de água potável como uma alternativa potencial aos coagulantes à base de espécies metálicas. No entanto, devido à sua natureza, alguma matéria orgânica pode ser libertada durante a etapa de coagulação, aumentando assim a concentração de subprodutos de desinfeção, bem como a toxicidade da água acabada (Fujita et al., 2007; Vikhoreva et al., 2005).

Como imunossupressor

Thanh-Sang Vo e os seus colaboradores concluíram que o efeito inibitório dos oligossacáridos de quitosano (COS) contra a ativação dos mastócitos mediada por FcεRf se deve à regulação negativa da expressão de FcεRf, o que pode causar uma redução da elevação do Ca^{2+} intracelular e a subsequente inibição da degranulação nas células RBL-2H3. Como resultado, o COS pode contribuir para a atenuação da fase inicial de reacções alérgicas do tipo imediato e servir como potenciais agentes terapêuticos para doenças alérgicas (Vo et al., 2012; Yuan et al., 2008; Ngo et al., 2015).

Como agentes de cicatrização de feridas

Na área da cicatrização de feridas, um penso ideal deve proteger a ferida de infecções bacterianas, proporcionar um ambiente húmido e cicatrizante e ser biocompatível. Os materiais à base de quitosano, produzidos em diferentes formulações, têm sido utilizados numa série de aplicações de cicatrização de feridas. O próprio quitosano pode induzir uma cicatrização mais rápida das feridas e produzir cicatrizes mais suaves, possivelmente devido a uma maior vascularização e ao fornecimento de oligómeros no local da lesão, o que tem sido implicado numa melhor incorporação das fibrilas de colagénio na matriz extracelular. Embora tenham sido utilizados pensos de diferentes materiais para aumentar a proliferação de células endoteliais, a administração de factores de crescimento envolvidos no processo de cicatrização de feridas pode melhorar esse processo. É importante salientar que foram desenvolvidos hidrogéis de quitosano que tiram partido da natureza reparadora do polímero e que, além disso, proporcionam uma entrega terapêutica à ferida local. Por exemplo, o fator de crescimento de fibroblastos-2 (FGF-2) estimula a angiogénese através da ativação de células endoteliais capilares e fibroblastos. A fim de manter a sua permanência no local da ferida, o fator foi incorporado num hidrogel de quitosano de elevado peso molecular, formado por reticulação iniciada por UV. O fator de crescimento permaneceu firmemente ligado ao hidrogel até ser exposto à quitinase, após o que mostrou bioatividade, indicando que não houve perda de funcionalidade durante a preparação do material. Embora a cicatrização de feridas agudas possa ser melhorada apenas pela quitosana devido às suas propriedades atractivas para os neutrófilos, que podem incitar a uma inflamação agressiva, as feridas crónicas têm de cicatrizar de forma diferente. Neste caso, a libertação lenta de factores de crescimento pode oferecer um tratamento mais eficaz. (Ong et al., 2008; Ishihara et al., 2002; Altiok et al., 2010).

Como agentes anti-inflamatórios

A N-acetilglucosamina é um medicamento anti-inflamatório e é sintetizada no corpo humano a partir da glucose e incorporada em glicosaminoglicanos e glicoproteínas. Foi administrada a voluntários humanos por via intravenosa, intramuscular e oral para estudos farmacocinéticos. A N-acetilglucosamina difunde-se muito rapidamente na maioria dos tecidos e órgãos, mesmo após administração oral, e acumula-se no tecido articular e no osso. Entre os derivados do quitosano, os ésteres de fosfato demonstraram ter as maiores propriedades anti-inflamatórias, o que sugere que o éster de fosfato de quitina pode ser utilizado como medicamento para o tratamento da inflamação. O efeito anti-inflamatório dos oligossacáridos de quitosano de baixo peso molecular (LM-CH) foi investigado por Mi Ja Chung et al., 1998, contra a reação alérgica e a asma alérgica in vivo e in vitro. A asma alérgica é uma doença inflamatória das vias respiratórias associada a um aumento da degranulação e da produção de citocinas. A LM-CH, constituída por glucosamina (GlcN)n, n=3-5, foi capaz de inibir tanto a desgranulação estimulada por antigénios como a produção de citocinas em células de leucemia basofílica de rato (RBL-2H3). A administração oral de LM-CH (16 mg/kg de peso corporal/dia) resultou numa redução significativa dos níveis de ARNm e de proteína das interleucinas IL4, IL-5, IL-13, fator de necrose tumoral (TNF)-α no tecido pulmonar e no líquido de lavagem bronco-alveolar (BALF). Estes resultados sugerem que a administração oral de LM-CH é eficaz no alívio da inflamação alérgica in vivo e, por conseguinte, pode ser uma boa fonte de material para o desenvolvimento de um agente terapêutico potente contra as respostas inflamatórias alérgicas mediadas por mastócitos e a inflamação das vias respiratórias em doenças inflamatórias alérgicas, incluindo a asma (Berthold et al., 1996; Howard et al., 2009; Azuma et al., 2015).

Agente bloqueador de gorduras

O quitosano não é digerível, mas pode ter efeitos benéficos no trato gastrointestinal. O quitosano parece reduzir a absorção dos ácidos biliares ou do colesterol; qualquer um destes efeitos pode provocar uma redução do colesterol no sangue. Este efeito foi repetidamente demonstrado em animais, e um estudo humano preliminar mostrou que 3-6 gramas por dia de quitosano tomado durante 2 semanas resultou numa redução de 6% do colesterol e num aumento de 10% do colesterol HDL (bom). Foi demonstrado que a quitosana em grandes quantidades, administrada com vitamina C, reduz a absorção de gordura alimentar em animais alimentados com uma dieta rica em gordura. No entanto, a absorção de minerais e vitaminas lipossolúveis foi também reduzida pela alimentação dos animais com grandes quantidades de quitosano.

Não foram efectuados estudos sobre os efeitos do quitosano na absorção de gorduras alimentares nos seres humanos. A forte carga positiva transportada pela molécula de quitosano faz com que esta se ligue a substratos com carga negativa, como os lípidos. O quitosano administrado por via oral liga-se à gordura no intestino, bloqueando a absorção, e demonstrou reduzir o colesterol no sangue em animais e seres humanos. Consequentemente, foi proposto que a suplementação dietética com quitosano pode inibir a formação de placas ateroscleróticas (Guerciolini et al., 2001; Ormrod et al., 1998; Gades et al., 2003).

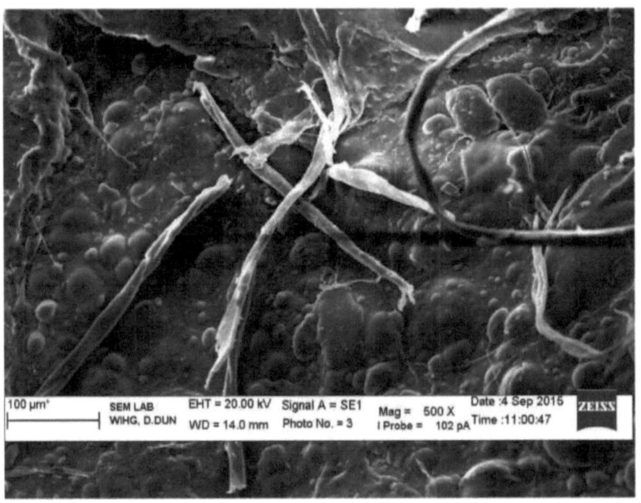

Figura 4: Fios de quitosano com uma ampliação de 500x

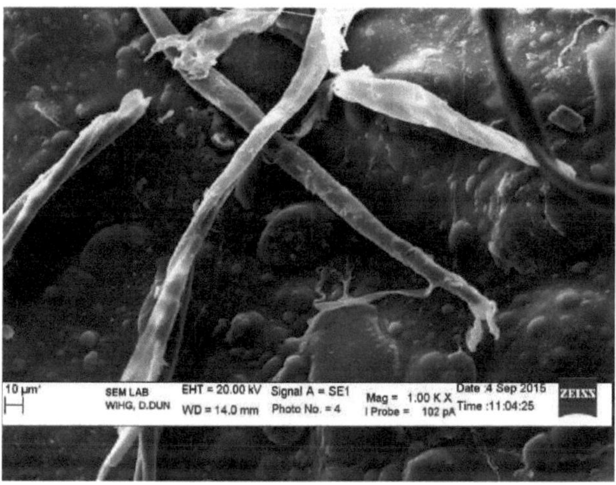

Figura 5: Fios de quitosano com ampliação de 1000x

Capítulo 8

BREVE REVISÃO DA LITERATURA

Soni et al., 2016 investigaram o potencial dos derivados de quitosano (CH) e hidroxipropilmetilcelulose (HPMC) carregados com piroxicam (PRX) para administração no estômago utilizando a tecnologia de gastroretenção. Estas cápsulas unitárias de sistema hidrodinamicamente equilibrado (cápsulas HBS) foram preparadas pelo método manual de aperto de mão, seguido de enchimento em cápsulas de gelatina dura vazias. As formulações foram avaliadas quanto à interação fármaco-excipiente utilizando a espetroscopia de infravermelhos com transformada de Fourier (FTIR) e a análise termogravimétrica (TGA)/análise térmica diferencial (DTA)/análise termogravimétrica derivativa (DTG). Estudos de flutuabilidade in vitro, caraterísticas in vitro, estudos de estabilidade a longo prazo e análise de ajuste de termograma também foram realizados. Os termogramas FTIR e TGA/DTA/DTG indicam que não há interações fármaco-excipiente. Todas as formulações (F1-F12) permaneceram flutuantes até ao momento da libertação do fármaco sem qualquer tempo de atraso. O perfil de libertação das formulações em HC1; 0,1 mol L-l mostra a libertação até 90% sem afundar no meio de dissolução. Os estudos de estabilidade a longo prazo para as formulações (F5, F6 e F12) durante um período de doze meses são estáveis ao longo do período quando comparadas com as formulações normais (F5, F6 e F12) sem mostrar qualquer diferença significativa. O valor do fator de semelhança (f2) foi de 85,45, 88,98 e 86,78, respetivamente, para as formulações F5,

F6 e F12. A análise do ajuste da curva representa que a formulação (F1-F5) mostra a cinética de ordem zero, enquanto a formulação (F6-F12) seguiu o modelo de Higuchi com base no seu valor r2. Os resultados obtidos sugerem que o CH, o HPMC e uma combinação de HPMC e CH carregados com PRX são excelentes biopolímeros para a administração sustentada de fármacos a partir de uma cápsula de sistema hidrodinamicamente equilibrado de unidade única.

Ganjoo et al., 2016 investigaram o potencial do quitosano de peso molecular médio (MMWCH) carregado com cloridrato de lincomicina (LNC) com pKa 7,6 e valor de log p 0,20 para o tratamento da periodontite e da gengivite, preparado utilizando a tecnologia de fundição por solvente sob a forma de película dentária intrabolsa. Foram preparados quatro conjuntos da formulação e cada conjunto é composto por quatro formulações cada. As formulações foram avaliadas quanto à uniformidade do conteúdo do fármaco, uniformidade do peso, espessura do adesivo, pH da superfície, perda de humidade, índice de inchaço, taxa de transmissão de vapor de água, estudos de libertação estática in vitro utilizando uma célula de difusão, estudo de fluxo ex vivo utilizando uma célula de difusão com a ajuda do revestimento gengival excisado de cabra, cinética de libertação e Critérios de Informação de Akaike; determinação do valor do valor do ajuste (AIC). A interação entre o fármaco e o excipiente foi realizada utilizando a espetroscopia de infravermelhos com transformada de Fourier (FTIR) e a análise termogravimétrica (TGA)/análise térmica diferencial (DTA)/análise termogravimétrica derivativa (DTG), o que sugere que não ocorre qualquer interação entre o fármaco e o excipiente. Os estudos de libertação do fármaco mostram a libertação sustentada sem qualquer efeito de explosão durante 5 dias consecutivos. As formulações Rl, R2, R7, R8, R9, RIO, R13 e R14 seguem o padrão de libertação de ordem zero e as formulações R3, R4, R5, R6, Rll, R12, R15 e R16 seguem o modelo de Higuchi porque têm um valor AIC mais baixo e um valor r2 mais elevado. As formulações ER17, ER18, ER19 e ER20 têm o fluxo médio de 1,0, 1,48, 1,35 e 1,45 mg/cm2 hr-1, respetivamente, e quando comparadas estatisticamente com o teste t emparelhado do aluno, todas estas formulações são significativamente diferentes umas das outras.

Nagarjan et al., 2015 prepararam nanopartículas de quitosano carregadas com Lansoprazol pelo método de gelificação ionotrópica para melhorar a sua eficácia terapêutica. A partícula formulada foi avaliada quanto ao potencial zeta, teor de fármaco, eficiência de aprisionamento e libertação *in vitro*. Verificou-se que a eficiência de aprisionamento era de 85%. A libertação do fármaco seguiu uma cinética de ordem zero e mostrou um comportamento de libertação sustentada durante um período de 24 horas.

Abruzzo et al., 2013 formularam sistemas mucoadesivos à base de quitosana para administração bucal, vaginal e nasal de fármacos e caracterizaram-nos a fim de estudar as suas propriedades químicas e físicas e a sua capacidade de libertar fármacos. Foram preparadas películas bucais à base de complexos de quitosana-gelatina e carregadas com Cloridrato de Propranolol. Os complexos preparados com as diferentes quantidades de quitosano e gelatina foram caracterizados e estudados para avaliar as suas propriedades físico-químicas e a sua capacidade de libertar o fármaco e de permitir a sua permeação através da mucosa bucal.

Behin et al., 2012 prepararam pérolas de hidrogel de complexo polielectrólito de quitosano (PEC) carregadas com Prazosina através de gelificação ionotrópica e reticulação ionotrópica com tripolifosfato de sódio (TPP). Foi estudada uma combinação do polímero Eudragit com quitosano com Prazosina dispersa no seu interior. Assim, a Prazosina foi dispersa em ácido acético glacial a 2%, tendo o quitosano e o polímero dispersos no seu interior. Foi reticulado com uma solução de tripolifosfato de sódio a 2% ajustada a um pH de 4,5-6. Os grânulos preparados foram examinados para determinar as condições de agitação óptimas e o tempo de cura em a fim de obter grânulos esféricos. As esferas foram preparadas com três rácios diferentes de fármacos: polímero (1:1, 1:1,5 e 1:2). Foram obtidas esferas esféricas a ovais com tamanho de partícula variável, peso, eficiência de aprisionamento do fármaco (DEE) e perfil de libertação sustentada, dependendo da combinação de fármaco e polímero utilizada. Estas pérolas foram capazes de manter a libertação de Prazosina a partir das pérolas. O perfil da taxa de dissolução in vitro mostrou uma libertação sustentada do fármaco a partir das esferas durante um período de estudo de 7 horas. A libertação de Prazosina diminuiu com o aumento da concentração de quitosano.

Chavda et al., 2011 estudaram um sistema de administração de fármacos baseado num compósito de hidrogel superporoso, para a administração flutuante e sustentada de cloridrato de ranitidina. Realizaram um estudo de caraterização através da medição da densidade aparente, da porosidade, de estudos de inchaço, de estudos de resistência mecânica e de estudos de microscopia eletrónica de varrimento. A formulação preparada foi avaliada quanto ao comportamento de flutuação, libertação do fármaco in vitro, cinética da libertação do fármaco e estabilidade. O perfil de libertação do cloridrato de ranitidina foi investigado através da alteração do polímero retardador de libertação na formulação. As imagens de microscopia eletrónica de varrimento indicaram claramente a formação de poros interligados e canais capilares, tendo sido observadas moléculas de quitosano reticuladas em torno das periferias dos poros. O sistema de libertação de fármacos preparado flutuou e libertou o cloridrato de ranitidina durante cerca de 17 horas.

Ibrahim et al., 2006 conceberam um novo sistema de administração multiparticulado gastroretentivo de libertação prolongada para o verapamil (VP) através da incorporação em pérolas de hidrogel feitas de quitosano. Os grânulos foram formados por gotejamento de soluções de VP e quitosano numa solução de tri-polifosfato utilizando uma bomba de seringa com a taxa constante ajustável . As esferas formadas foram depois reticuladas com glutaraldeído e o excesso de glutaraldeído foi lavado. Foram determinadas as propriedades físicas dos grânulos preparados, tais como o tamanho, a forma, a friabilidade e a eficiência de carga. Foram também estudadas as caraterísticas de flutuação e os perfis de libertação. Os grânulos preparados de todos os lotes apresentaram uma geometria esférica muito boa com um diâmetro médio entre 1,3 e 2,0 mm. A eficiência de carregamento do fármaco foi de cerca de 42% para todos os lotes. A % de friabilidade foi inferior a 1%, indicando que as superfícies das esferas são altamente resistentes ao atrito. Todos os lotes apresentaram um modelo cinético do mecanismo combinado de difusão parcialmente através de uma matriz inchada e parcialmente através de poros cheios de água.

Dergunav et al., 2008 relataram a copolimerização de enxerto de acrilato de butilo em quitosano utilizando irradiação gama. Neste estudo, observou-se um aumento da percentagem de enxerto quando a concentração de monómero e a dose total foram aumentadas ou quando a concentração de quitosano e a temperatura de reação foram reduzidas. Com taxas de dose mais baixas, a percentagem de enxerto não sofre alterações significativas, ao passo que, acima de 35 Gy/min (taxa de dose), a percentagem de enxerto apresenta uma diminuição acentuada. Em comparação com a película de quitosano puro, as películas de poli (acrilato de butilo) de enxerto de quitosano aumentaram a resistência hidrofóbica e ao impacto.

Tokumitsu et al., 2000, demonstraram a utilidade potencial da Gd-NCT utilizando nanopartículas carregadas com gadolínio. O potencial da terapia de captura de neutrões com gadolínio (Gd-NCT) para o cancro foi avaliado utilizando nanopartículas de CH como um novo dispositivo de gadolínio. As nanopartículas incorporadas com 1200 mg de gadolínio natural foram administradas duas vezes por via intratumoral em ratinhos portadores de melanoma B16F10 subcutâneo. A irradiação com neutrões térmicos foi efectuada para o local do tumor. Após a irradiação, o crescimento do tumor no grupo administrado com nanopartículas foi significativamente suprimido em comparação com o do grupo administrado com solução de gadopentetato, apesar da radiorresistência do melanoma e de uma dose de Gd inferior à administrada em ensaios anteriores de Gd-NCT.

Jameela et al., 1998, prepararam microesferas de CH lisas, altamente esféricas e reticuladas na gama de tamanhos de 45-300 Am para a libertação controlada (CR) de progesterona. Uma dispersão aquosa de ácido acético de CH contendo progesterona foi emulsionada no meio de dispersão constituído por parafina líquida e éter de petróleo estabilizado utilizando sesquioleato de sorbitano; as gotículas foram endurecidas por reticulação de glutaraldeído. A extensão da reticulação mostrou uma influência significativa nas caraterísticas de libertação do fármaco. As microesferas altamente reticuladas libertaram apenas cerca de 35% do esteroide em 40 dias, em comparação com 70% de libertação das microesferas ligeiramente reticuladas. Estes dados sugerem a utilidade das microesferas de CH reticuladas como potenciais transportadores para a administração de esteróides a longo prazo.

Bugammali et al., 1998 desenvolveram micropartículas de CH carregadas com insulina através da reticulação interfacial na presença de palmitato de ascorbilo. A disposição do palmitato de ascorbilo na interface água-óleo permitiu a formação de uma ligação covalente com os grupos amino do CH quando a sua oxidação em palmitato desidroascórbico teve lugar durante a formação das micropartículas. Este método produziu micropartículas com uma elevada eficiência de carga e libertou o fármaco a uma taxa constante até 80 horas.

Van der et al., 1996, incorporaram a proteína modelo ovalbumina em micropartículas de CH e a absorção de ovalbumina associada a micropartículas de CH em placas de Peyer murinas foi demonstrada utilizando microscopia confocal de varrimento a laser. Num outro estudo, investigaram a capacidade das micropartículas CH para melhorar as respostas imunitárias sistémicas e locais contra a vacina contra o toxoide da difteria (DT) após a administração oral e nasal em ratos. As respostas imunitárias sistémicas e locais de IgG e IgA contra a DT associadas às micropartículas de CH foram fortemente reforçadas após a administração oral em ratinhos. Embora a vacinação oral tenha numerosas vantagens em relação à injeção parentérica, a degradação da vacina no intestino e a baixa absorção no tecido linfoide do trato gastrointestinal continuam a complicar o desenvolvimento de vacinas orais. Neste sentido, van der Lubben et al. prepararam as micropartículas de CH e caracterizaram-nas quanto ao tamanho, ao potencial zeta, à morfologia e à carga de ovalbumina, bem como às caraterísticas de libertação. A absorção in vivo de micropartículas de CH pelas placas de Peyer murinas foi estudada utilizando microscopia confocal de varrimento a laser (CLSM).

Sato et al., 1996, prepararam as micropartículas conjugadas reticuladas de succinilquitosano com MMC com um tamanho adequado para a seleção de alvos no fígado (0,2-3 μm). As caraterísticas de libertação do succinilquitosano-MMC revelaram uma libertação mono-exponencial de MMC a pH 7,4. O prolongamento da libertação do fármaco foi conseguido a pH fisiológico. As micropartículas conjugadas reticuladas de succinilquitosano com MMC apresentaram uma libertação mais rápida em comparação com succinilquitosano-MMC. Estas diferenças podem ser atribuídas à rigidez das partículas (mais apertadas ou mais soltas) e não à ligação entre o succinilquitosano e a MMC, porque a libertação de MMC dos conjugados de MMC com succinilquitosano depende do pH do meio.

Thaano et al., 1995, prepararam as microesferas de CH por reticulação em emulsão da solução de CH em óleo de parafina como meio externo com glutaraldeído, usando dioctil sulfosuccinato como agente estabilizador. A adição de um agente estabilizador durante a formação das partículas produziu microesferas com geometria esférica e superfícies lisas. Foram obtidas eficiências de encapsulamento de até 80% para teofilina, aspirina ou griseofulvina. Estas microesferas foram utilizadas para estudar as taxas de libertação do fármaco, que foram influenciadas pela densidade da ligação cruzada, pelo tamanho das partículas e pela carga inicial do fármaco.

Capítulo 9

BREVE ANÁLISE DAS PATENTES

Year	Title	Publication number	Applicant
Nayef et al., 2016	Injectable chitosan sponges for enhancing bone regeneration.	US 2017/0072097	The royal institution for the advancement of learning.
Alitok et al., 2016	Chitosan encapsulated essential oil loaded mucoadhesive nanocomposite gastrointestinal delivery systems.	W02016108774 A1	Izmir teknoloji Gelistirme Bolgesi A. S.
Cheung et al., 2016	Chitosan based non viral methods for transfecting gut cells *in vivo.*	US94044088	Engene, Inc.
Harris et al., 2015	Chitosan based adsorbent.	US8932983 B1	Crystal Clear Technologies, Inc.
Borbely et al.,	Chitosan nanoparticles as	US7740883 B2	University of

2010	DNA carrier system.		Debrecen (HU)
Nande., 2009	Gastroretentive drug delivery system.	W02009087665 A2	Vishwanath sudhir nande
Woo et al., 2006	Chitosan for gene delivery.	W02006028323 A1	Goodgene Inc.
Arnander et al., 2006	Growth factor Composition	W02006078211	Bonoss Medical Ab
Kwon et al., 2004	Anticancer drug chitosan complex forming self aggregates.	US20040138152 A1	Kwon ick chan
Makarand et al., 2002	Gastric floating system.	W02002102415 A1	Blue cross laboratories limited.
Watts et al., 2001	Floating drug delivery composition.	W02001058424	West pharmaceutical services drug delivery and clinical research centre limited

Capítulo 10

CONCLUSÃO

O quitosano é praticamente o polissacárido catiónico da natureza. As suas propriedades físico-químicas e biológicas únicas tornam-no útil no domínio das aplicações farmacêuticas, biotecnológicas e biomédicas. No entanto, o quitosano não se dissolve em meios aquosos neutros e alcalinos, pelo que a sua utilização é limitada no domínio da administração de medicamentos. As modificações químicas do quitosano permitem obter derivados solúveis em pH neutro e alcalino, o que torna o quitosano mais exigente no domínio da administração de medicamentos. Além disso, as modificações químicas podem ser utilizadas para ligar vários grupos funcionais e para controlar as propriedades hidrofóbicas, catiónicas e aniónicas. O desenvolvimento nesta área é bastante rápido e os derivados de quitosano desenvolvidos apresentam um potencial de aplicação ilimitado para utilização numa vasta gama de ciência e tecnologia. Este trabalho de revisão ajuda a explorar a aplicação do quitosano não só no domínio da administração de medicamentos, mas também no domínio da biotecnologia e de outras ciências afins.

Capítulo 11

RECONHECIMENTO

Os autores agradecem ao Sardar Bhagwan Singh PG Institute of Biomedical Sciences and Research, Balawala, Dehradun, por ter proporcionado todas as facilidades para a realização deste trabalho de revisão. Os autores agradecem também à Universidade de Lucknow e ao CDRI Lucknow, Índia, por autorizarem a utilização da biblioteca digital durante o processo de pesquisa bibliográfica.

REFERÊNCIAS

Abruzzo A, Bigucci F, Cerchiara T, Cruciani F, Vitali B, Luppi B. Filmes Mucoadesivos de Quitosana/Gelatina para Entrega Bucal de Cloridrato de Propranolol. Carbohydrate Polymers, 2012; 87(1): 581-88.

Agnihotri SA, Mallikarjuna NN, Aminabhavi TM. Recent Advances on Chitosan-Based Micro-And Nanoparticles in Drug Delivery (Avanços recentes em micro e nanopartículas à base de quitosana na administração de medicamentos). Journal of Controlled Release, 2004; 100(1): 5-28.

Allan GG, Fox JR, Kong N. Muzzarelli RAA, Pariser ER (Eds.). Actas da Primeira Conferência Internacional sobre Chitin/Chitosan. MIT Sea GrantProgram Report, 1978; 64-78.

Altiok D, Altiok E, Tihminlioglu, F. Physical, Antibacterial And Antioxidant Properties of Chitosan Films Incorporated With Thyme Oil For Potential Wound Healing Applications (Propriedades físicas, antibacterianas e antioxidantes de películas de quitosana incorporadas com óleo de tomilho para potenciais aplicações na cicatrização de feridas). Jornal de Ciência dos Materiais: Materiais em Medicina, 2010; 21(7): 2227-36.

Aranaz I, Harris R, Heras A. Chitosan Amphiphilic Derivatives. Chemistry andApplications. Química Orgânica Atual, 2010; 1: 14(3): 308-30.

Austin PR, Brine CJ, Castle JE, Zikakis JP. Implementação de métodos alternativos

Tecnologias de obtenção de polissacáridos funcionais a partir de quitina de marisco Biowastes. PlennumPress, 1986; 343.

Azuma K, Osaki T, Minami S, Okamoto Y. Propriedades anticancerígenas e anti-inflamatórias dos oligossacáridos de quitina e quitosana. Journal of Functional Biomaterials, 2015; 6(1): 33-49.

Badawy ME, Rabea El, Rogge TM, Stevens CV, Smagghe G, Steurbaut W, Hofte M. Síntese e atividade fungicida de novos derivados de N, O-Acyl Chitosan. Biomacromolecules, 2004; 5(2): 589-95.

Berger J, Reist M, Mayer JM, Felt O, Peppas NA, Gumy R. Structure and Interactions In Covalently and Ionically Crosslinked Chitosan Hydrogels for Biomedical Applications. European Journal of Pharmaceutics and Biopharmaceutics, 2004; 57(l):19-34.

Bemkop-Schnurch A, Hornof M, Zoidl T. Polímeros-tiómeros tiolados: Síntese e Avaliação *In Vitro* de Conjugados de Quitosano-2-Iminotiolano. International Journal ofPharmaceutics, 2003; 260(2): 229-37.

Berthold A, Cremer K, Kreuter JSTP. Preparação e Caracterização de Microesferas de Quitosana como Transportador de Medicamentos para o Fosfato de Sódio de Prednisolona como Modelo para Medicamentos Anti-Inflamatórios. Journal of Controlled Release, 1996; 39(1): 17-25.

Bhattarai N, Gunn J, Zhang M. Chitosan Based Hydrogels for Controlled and Localized Delivery (Hidrogéis à base de quitosana para entrega controlada e localizada). Advanced Drug Delivery Reviews, 2010; 62: 83-99.

Bose S, Tarafder S. Calcium Phosphate Ceramic Systems in Growth Fator and Drug Delivery for Bone Tissue Engineering: A Review. Ata Biomaterialia, 2012; 8(4): 1401-21.

Bowman K, Leong KW. Chitosan Nanoparticles for Oral Drug and Gene Delivery. International Journal ofNanomedicine, 2006; 1(2): 117.

Bravo-Osuna I, Vauthier C, Farabollini A, Palmieri GF, Ponchel G. Mucoadhesion Mechanism of Chitosan And Thiolated Chitosan-Poly (Isobutyl Cyanoacrylate) Core-Shell Nanoparticles. Biomaterials, 2007; 28(13): 2233-43.

Bugamelli F, Raggi MA, Orienti I, Zecchi V. Controlled Insulin Release from ChitosanMicroparticles. Arch. Pharm, 1998; 331(4): 133-138.

Chatelet C, Damour O, Domard A. Influência do grau de acetilação em algumas propriedades biológicas de filmes de quitosano. Biomaterials, 2001; 22(3): 261- 68.

Chavda H, Patel C. Compósito de hidrogel superporoso de quitosano

Sistema flutuante de administração de medicamentos: Uma nova abordagem de formulação. Revista de

Farmácia e Ciências Bioalimentares, 2010; 124-131.

Chavda HV, Patel CN. Preparação e avaliação in vitro de um sistema de administração de medicamentos específico para o estômago baseado num composto de hidrogel superporoso. Indian Journal ofPharmaceutical Sciences, 2011; 73(1): 30.

Chen CY, Chen CC, Chung YC. Remoção de ésteres de ftalato por β-ciclodextrina ligada à quitosana. Bioresource Technology, 2007; 98(13): 257883.

Choi CY, Kim SB, Pak PK, Yoo DI, Chung YS. Effect of N-acylation on Structure and Properties of Chitosan Fibers (Efeito da N-acilação na Estrutura e Propriedades das Fibras de Quitosano). Carbohydrate Polymers, 2007; 68(1): 122-27.

Conti B, Modena T, Genta I, Perugini P, Decarro C, Pavanetto F. Microencapsulação de cloreto de cetilpiridínio com um polímero bioadesivo, Proc. Int. Symp. Controlo da Libertação Bioact. Mater, 1998; 822-823.

De Campos AM, Sanchez A, Alonso MJ. Nanopartículas de quitosana: Um novo veículo para a melhoria da entrega de fármacos à superfície ocular. Aplicação à ciclosporina A. International Journal of Pharmaceutics, 2001; 224(1): 159-68.

Dergunov SA, Nam IK, Maimakov TP, Nurkeeva ZS, Shaikhutdinov EM, Mun GA. Study on Radiation-Induced Grafting of Hydrophilic Monomers onto Chitosan (Estudo do enxerto induzido por radiação de monómeros hidrofílicos em quitosano). Journal of Applied Polymer Science, 2008; 110(1): 558-63.

Diebold Y, Jarrin M, Saez V, Carvalho EL, Orea M, Calonge M, Seijo B, Alonso MJ. Administração ocular de fármacos por complexos de nanopartículas de lipossoma-quitosano (LCS-NP). Biomaterials, 2007; 28(8): 1553-64.

Dixit N. Sistemas flutuantes de administração de medicamentos. Journal of Current Pharmaceutical Research, 2011; 7(1): 6-20.

Dutta PK, Dutta J, Tripathi VS. Chitin and Chitosan: Chemistry, Properties and Applications. Journal of Scientific and Industrial Research, 2004; 63(17): 2031.

Ensign LM, Cone R, Hanes J. Oral drug delivery with polymeric nanoparticles: The Gastrointestinal Mucus Barriers. Advanced Drug Delivery Reviews, 2012; 64(6): 557-70.

Fazil M, Md S, Haque S, Kumar M, Baboota S, Kaur SJ, Ali J. Desenvolvimento e avaliação de nanopartículas de quitosana carregadas com rivastigmina para o direcionamento para o cérebro. European Journal ofPharmaceutical Sciences, 2012; 47(1): 6-15.

Foster AB, Hackman RH. Application of Ethylenediaminetetra-Acetic Acid in the Isolation of Crustacean Chitin [Aplicação do ácido etilenodiaminotetra-acético no isolamento da quitina de crustáceos]. Nature, 1957; 180(4575): 40-41.

Fujita M, Ishihara M, Shimizu M, Obara K, Nakamura S, Kanatani Y, Morimoto, Y, Takase B, Matsui T, Kikuchi M, Maehara T. Angiogénese terapêutica induzida pela libertação controlada do fator de crescimento dos fibroblastos-2 a partir de hidrogel injetável de quitosano/heparina não anticoagulante num modelo de isquemia do membro posterior do rato. Wound repair and regeneration, 2007; 15(1): 58-65.

Gades MD, Stem JS. Chitosan Supplementation and Fecal Fat Excretion in Men (Suplementação de quitosana e excreção de gordura fecal em homens). Obesity, 2003; 11(5): 683-88.

Ganjoo R, Soni S, Ram V, Verma A. Quitosano de peso molecular médio como veículo para a administração de cloridrato de lincomicina a partir de película dentária intra-bolsa: Conceção, desenvolvimento, caraterização *in vitro* e *ex vivo*. Jornal de

Ciências Farmacêuticas Aplicadas, 2016; 6(10): 008-019

Goycooleaa FM, Monab W, Arguelles PC, Ciapaara IH. Novel Macromolecules in Food Systems. Doxastakis G. e Kiosseoglou. Developments in Food Science, 2000; 41(17): 265-67.

Guerciolini R, Radu-Radulescu L, Boldrin M, Dallas J, Moore R. Comparative Evaluation of Fecal Fat Excretion Induced by Orlistat and Chitosan. Obesity, 2001; 9(6): 364-67.

Hashimoto M, Morimoto M, Saimoto H, Shigemasa Y, Sato T. Lactosylated Chitosan for DNA Delivery into Hepatocytes: The Effect of Lactosylation on the Physicochemical Properties and Intracellular Trafficking of pDNA/chitosan complexes. Bioconjugate Chemistry, 2006; 17(2): 309-16.

He P, Davis SS, Ilium L. Avaliação in vitro das propriedades mucoadesivas das microesferas de quitosano. International Journal of Pharmaceutics, 1998; 166(1): 75-88.

Hirano S, Tanaka Y, Hasegawa M, Tobetto K, Nishioka A. Effect of Sulfated Derivatives of Chitosan on Some Blood Coagulant Factors. Carbohydrate Research, 1985; 137: 205-15.

Homof MD, Kast CE, Bemkop-Schnurch A. Avaliação in vitro das propriedades viscoelásticas dos conjugados de quitosano-ácido tioglicólico. European Journal ofPharmaceutics andBiopharmaceutics, 2003; 55(2): 185-90.

Howard KA, Paludan SR, Behlke MA, Besenbacher F, Deleuran B, Kjems J.

Redução do TNF-α mediada por nanopartículas de quitosano/siRNA em macrófagos peritoneais para tratamento anti-inflamatório num modelo de artrite murina. Moleculartherapy, 2009; 17(1): 162-68.

Huei CR, Hwa HD. Efeito do Peso Molecular do Quitosano com o Mesmo Grau de Desacetilação nas Propriedades Térmicas, Mecânicas e de Permeabilidade da Membrana Preparada. Carbohydrate polymers, 1996; 29(4): 353-58.

Ibrahim AM, Alla EA, Yassin B, Alsarra A. Chitosean Beads as New Gastroretentive System ofVerapamil. Sci. Pharm, 2006; 74(13): 175-188.

Ilium L. Chitosan and its Use as a Pharmaceutical Excipient. Pharmaceutical Research, 1998; 15(9):1326-31.

Ishihara M, Nakanishi K, Ono K, Sato M, Kikuchi M, Saito Y, Yura H, Matsui T, Hattori H, Uenoyama M, Kurita A. Photocrosslinkable Chitosan as a Dressing for Wound Occlusion and Accelerator in Healing Process. Biomaterials, 2002; 23(3): 833-40.

Islam M, Shah M, Rahman MM, Molla Al, Shaikh AA, Roy S. Preparação de quitosano a partir de casca de camarão e investigação das suas propriedades. International Journal ofBasic and Applied Sciences, 2011; 4(2):l-4.

Jameela SR, Kumary TV, Lal AV, Jayakrishnan A, Microesferas de quitosano carregadas com progesterona: A Long Acting Biodegradable Controlled Delivery System. Journal of Control Release, 1998; 52(23): 17-24.

Jayakumar R, Nwe N, Tokura S, Tamura H. Sulfated Chitin and Chitosan as

Novel Biomaterials. International Journal of Biological Macromolecules, 2007; 40(3): 175-81.

Jia Z, Xu W. Síntese e actividades antibacterianas de compostos quaternários Sal de amónio de quitosano. Carbohydrate Research, 2001; 333(1): 1-6.

Kafedjiiski K, Krauland AH, Hoffer MH, Bernkop-Schnurch A. Síntese e avaliação *in vitro* de um novo quitosano tiolado. Biomaterials, 2005; 26(7): 819-26.

Kalyan S, Sharma PK, Garg VK, Kumar N, Varshney J. Avanços recentes em formulações à base de quitosana e sua aplicação farmacêutica. Pelagia ResearchLibrary, 2010; 1(3): 195-210.

Kim CH, Choi JW, Chun HJ, Choi KS. Síntese de Derivados de Quitosano com Sal de Amónio Quaternário e a sua Atividade Antibacteriana. Polymer Bulletin, 1997; 38(4): 387-93.

Kim JH, KimYS, Park K, Kang E, Lee S, Nam HY, Kim K, Park JH, Chi DY, Park RW, Kim IS. Nanopartículas de quitosano glicólico auto-montadas para a administração sustentada e prolongada de pequenos fármacos peptídicos antiangiogénicos na terapia do cancro. Biomaterials, 2008; 29(12): 1920-30.

Kim SK, Rajapakse N. Enzymatic Production and Biological Activities of Chitosan Oligosaccharides (COS): A Review. Carbohydrate polymers, 2005; 62(4): 357-68.

Koping-Hoggard M, Varum KM, Issa M, Danielsen S, Christensen BE, Stokke BT, Artursson P. Melhoria da entrega de genes mediada por quitosano com base em poliplexos de quitosano facilmente dissociáveis de oligómeros de quitosano altamente definidos. Genetherapy,2004; 11(19): 1441.

Kumar MN. Review of Chitin and Chitosan Applications. Reactive and Functional Polymers, 2000; 46(1): 1-27.

Kumar MR, Muzzarelli R, Muzzarelli C, Sashiwa H, Domb AJ. Chitosan Chemistry and Pharmaceutical Perspectives (Química do quitosano e perspectivas farmacêuticas). Chemical Reviews, 2004; 104(12): 6017-84.

Kurita K. Chemistry and Application of Chitin and Chitosan. Polymer Degradationand Stability, 1998; 59(1-3): 117-20.

Lavertu M, Xia Z, Serreqi AN, Berrada M, Rodrigues A, Wang D, Buschmann MD, Gupta A. A validated 1 H NMR Method for the Determination of the Degree of Deacetylation of Chitosan. Journal of Pharmaceutical and Biomedical Analysis, 2003; 32(6): 1149-58.

Le Dung P, Milas M, Rinaudo M, Desbrieres J. Water Soluble Derivatives Obtained by Controlled Chemical Modifications of Chitosan. Carbohydrate Polymers, 1994; 24(3): 209-14.

Lee D, Zhang W, Shirley SA, Kong X, Hellermann GR, Lockey RF, Mohapatra SS. Nanocomplexos de quitosano/ADN tiolados exibem uma maior e Entrega sustentada de genes. Pharmaceutical Research, 2007; 24(1): 157-67.

Lee DW, Powers K, Baney R. Propriedades físico-químicas e compatibilidade sanguínea de nanopartículas de quitosana acilada. Polímeros de Carboidratos, 2004;

58(4): 371-77.

Lee JY, Nam SH, Im SY, Park YJ, Lee YM, Seol YJ, Chung CP, Lee SJ. Enhanced Bone Formation by Controlled Growth Fator Delivery From Chitosan-Based Biomaterials. Journal of Controlled Release, 2002; 78(1): 187-97.

Lee YM, Park YJ, Lee SJ, Ku Y, Han SB, Klokkevold PR, Chung CP. The bone Regenerative Effect of Platelet-Derived Growth Fator-BB Delivered with a Chitosan/Tricalcium Phosphate Sponge Carrier. Journal of Periodontology, 2000; 71(3): 418-24.

Lehr CM, Bouwstra JA, Schacht EH, Junginger HE. Avaliação *In Vitro* das Propriedades Mucoadesivas do Quitosano e de Alguns Outros Polímeros Naturais. International Journal ofPharmaceutics, 1992; 78(1-3): 43-8.

Li Q, Dunn ET, Grandmaison EW, Goosen MF. Applications and Properties of Chitosan. Journal ofBioactive and Compatible Polymers, 1992; 7(4): 370-97.

Martel B, Devassine M, Crini G, Weltrowski M, Bourdonneau M, Morcellet M. Preparação e Propriedades de Sorção de um Derivado de Quitosano Ligado à β-Ciclodextrina. Journal of Polymer Science Part A: Polymer Chemistry, 2001; 39(1): 169-76.

Mi FL, Tan YC, Liang HF, Sung HW. In vivo Biocompatibility and Degradability of a Novel Injectable-Chitosan-Based Implant. Biomaterials, 2002; 23(1): 181-191.

Mima S, Miya M, Iwamoto R, Yoshikawa S. Highly Deacetylated Chitosan And

Its Properties (Quitosano altamente desacetilado e suas propriedades). Journal of Applied Polymer Science, 1983; 28(6): 1909-17.

Mourya VK, Inamdar NN. Chitosan-Modifications and Applications: Opportunities Galore. Reactive and Functional polymers, 2008; 68(6): 1013-51.

Muzzarelli RA, Muzzarelli C. Química da Quitosana: Relevance to the Biomedical Sciences. InPolysaccharides I, 2005; 151-209.

Nagarjan E, Shanmugasundaram P, Ravichandiran V, Vijayalakshmi A, Senthilnathan B, Masilmani K. Desenvolvimento e Avaliação de Nanopartículas Poliméricas à Base de Quitosana de um Medicamento Antiulceroso Lansoprazol. Jornal de Ciências Farmacêuticas Aplicadas, 2015; 5(2): 20-25.

Ngo DH, Vo TS, Ngo DN, Kang KH, Je JY, Pham HND, Byun HG, Kim SK. Efeitos biológicos do quitosano e seus derivados. Food Hydrocolloids, 2015; 51: 200-16.

No HK, Meyers SP, Lee KS. Isolamento e caraterização de quitina de resíduos de concha de lagostim. Journal of Agricultural and Food Chemistry, 1989; 37(3): 575-79.

Ong SY, Wu J, Moochhala SM, Tan MH, Lu J. Desenvolvimento de um penso para feridas à base de quitosano com propriedades hemostáticas e antimicrobianas melhoradas. Biomaterials, 2008; 29(32): 4323-32.

Ormrod DJ, Holmes CC, Miller TE. A quitosana dietética inibe a hipercolesterolemia e a aterogénese no modelo de rato deficiente em apolipoproteína

E da aterosclerose. Atherosclerosis, 1998; 138(2): 329-334.

Park TG, Jeong JH, Kim SW. Estado atual dos sistemas poliméricos de entrega de genes. Advanced Drug Delivery Reviews, 2006; 58(4): 467-86.

Pillai CKS, Paul W, Sharma PC. Chitin and Chitosan Polymer. Química, Solubilidade e Formação de Fibras. Jornal Internacional sobre Progresso em Ciência de Polímeros, 2009; 34(15): 641-78.

Prabaharan M, .Mano JF. Chitosan-Based Particles as Controlled Drug Delivery Systems. DrugDelivery, 2004; 12(1): 41-57.

Raj BS, Punitha IS, Bodiwala J. Formulação e avaliação de esferas de quitosana Prazosin pelo método de gelificação ionotrópica. Int J Res Pharm Chem, 2012; 2: 974-83.

Ridolfi DM, Marcato PD, Justo GZ, Cordi L, Machado D, Duran N. Chitosan-Solid Lipid Nanoparticles As Carriers For Topical Delivery of Tretinoin. Colloids and Surfaces B: Biointerfaces, 2012; 93: 36-40.

Rinaudo M. Chitin and Chitosan: Properties and Applications. Progress in Polymer Science, 2006; 31(7): 603-32.

Sashiwa H, Aiba SI. Chitin and Chitosan Chemically Modified as Biomaterials. Progress in Polymer Science, 2004; 29(9): 887-908.

Sato C, Hiratsuka J, Sakurai Y. Conjugado de quitosana com ligação cruzada utilizando celulose microcristalina. Journal ofPharm. Sci, 1996; 88-93.

Sergey A, Nam IK, Nurkeeva ZS. Estudo sobre o enxerto induzido por radiação de monómeros hidrofílicos em quitosano. Journal of Applied Polymer Science, 2008; 10(5): 558-563

Sezer AD, Cevher E. Administração tópica de medicamentos utilizando nano e micropartículas de quitosana. Opinião de especialistas em entrega de medicamentos, 2012; 9(9): 1129-46.

Singh DK, Ray AR. Biomedical Applications of Chitin, Chitosan, and Their Derivatives. Journal of Macromolecular Science, Parte C: Polymer Reviews, 2000; 40(1): 69-83.

Soni S, Verma A, Ram V. Avaliação da quitosana-hidroxipropilmetilcelulose como uma unidade única de matrizes de libertação sustentada hidrodinamicamente equilibradas para entrega específica de piroxicam no estômago. Disponibilidade de Bioequivalência MOJ, 2016; 1(3): 1-14. DOI: 10.15406/mojbb.2015.01.00014

Sónia TA, Sharma PC. Chitosan and its Derivatives for Drug Delivery Perspective (Quitosano e seus Derivados para a Perspetiva de Entrega de Medicamentos). Adv. Polym. Sci, 2011; 243(78): 23-54.

Sorlier P, Denuziere A, Viton C, Domard A. Relação entre o grau de acetilação e as propriedades electrostáticas da quitina e do quitosano. Biomacromolecules, 2001; 2(3):765-72.

Ta HT, Dass CR, Dunstan DE. Injectable Chitosan Hydrogels for Localised Cancer Therapy. Journal of Controlled Release, 2008, 126(3): 205-216.

Tan ML, Choong PF, Dass CR. Sistemas de entrega de doxorrubicina baseados em quitosana para a terapia do cancro. Journal of Pharmacy and Pharmacology, 2009; 61(2): 131-142.

Thanoo BC, Sunny MC, Jayakrishnan A. Cross-Linked Chitosan Microspheres: Preparation and Evaluation as a Matrix for the Controlled Release ofPharmaceuticals, J. Pharm. Pharmacol, 1995; 44(7): 283-286.

Thanoo BC, Sunny MC, Jayakrishnan A. Cross-Linked Chitosan Microspheres: Preparação e Avaliação como Matriz para a Libertação Controlada de Produtos Farmacêuticos, J. Pharm. Pharmacol, 1995; 44(7): p 283-286.

Thanou M, Verhoef JC, Junginger HE. Oral Drug Absorption Enhancement by Chitosan and Its Derivatives. Advanced Drug Delivery Reviews, 2001; 52(2): 117-26.

Tiwari P, Soni S, Ram V, Verma A. Sistemas de gelificação tixotrópica flutuante dependente do pH de formação de jangadas incorporados com Gelucire 43/01 como um potencial sistema de entrega de medicamentos específicos para o estômago para a famotidina. Jornal de Farmácia Aplicada , 2015; 7(3): 183-202.

Tojima T, Katsura H, Han SM, Tanida F, Nishi N, Tokura S, Sakairi N. Preparation of An Cyclodextrin-Linked Chitosan Derivative Via Reductive Amination Strategy. Journal ofPolymer Science Part A: Polymer Chemistry, 1998; 36(11): 1965-68.

Tokumitsu H, Hiratsuka J, Sakurai Y, Kobayashi T, Ichikawa H, Fukumori Y. Terapia de captura de nêutrons de gadolínio usando novas nanopartículas de complexo de ácido gadopentético-quitosana: In Vivo Growth Suppression Of Experimental Melanoma Solid Tumor. Cancer Letter, 2000; 15(3): 177-182.

Tozaki H, Komoike J, Tada C, Maruyama T, Terabe A, Suzuki T, Yamamoto A, Muranishi S. Chitosan Capsules For Colon-Specific Drug Delivery: Improvement oflnsulin Absorption From the Rat Colon. Journal ofPharmaceutical Sciences, 1997; 86(9): 1016-21.

Trung TS, Thein-Han WW, Qui NT, Ng CH, Stevens WF. Funcional Caraterísticas do Quitosano de Camarão e das suas Membranas Afectadas pelo Grau de Desacetilação. Bioresource Technology, 2006; 97(4): 659-63.

Ueno H, Mori T, Fujinaga T. Formulações tópicas e aplicações de quitosano na cicatrização de feridas. Advanced drug delivery reviews, 2001; 52(2): 105-15.

Van der Lubben IM, Konings FAJ, Borchard G, Verhoef JC, HE Junginger. Captação in vivo de micropartículas de quitosano pelas placas de Peyer murinas: estudos de visualização utilizando microscopia confocal de varrimento a laser e imunohistoquímica, J. drug target, 2001; 9(2): 39-47.

Van der Lubben IM, Konings FAJ, Borchard G, Verhoef JC, HE Junginger. Captação in vivo de micropartículas de quitosano por Peyer's Patches murinos: Visualization Studies Using Confocal Laser Scanning Microscopy and Immuno histochemistry, J. drug target, 2001; 9(2): p 39-47.

Vikhoreva G, Bannikova G, Stolbushkina P, Panov A, Drozd N, Makarov V, Varlamov V, Gal'braikh L. Preparação e atividade anticoagulante de um quitosano sulfatado de baixo peso molecular. Carbohydrate Polymers, 2005; 62(4): 32732.

Vo TS, Kim JA, Ngo DH, Kong CS, Kim SK. Efeito protetor do quitosano Oligossacáridos contra a ativação de mastócitos RBL-2H3 mediada por Fcεri. Processo Bioquímica, 2012; 47(2): 327-330.

Wang X, Chi N, Tang X. Preparação de nanopartículas de quitosano de estradiol para melhorar a absorção nasal e a orientação para o cérebro. European Journal of Pharmaceutics and Biopharmaceutics, 2008; 70(3): 735-740.

Xing R, Liu S, Guo Z, Yu H, Wang P, Li C, Li Z, Li P. Relevância do peso molecular do quitosano e dos seus derivados e das suas actividades antioxidantes in vitro. Bioorganic & Medicinal Chemistry, 2005; 13(5): 1573-77.

Xing R, Yu H, Liu S, Zhang W, Zhang Q, Li Z, Li P. Atividade antioxidante de sulfatos de quitosano in vitro com diferentes regiosselectividade. Bioorganic & Medicinal Chemistry, 2005; 13(4): 1387-92.

Yassin AEB, Alsarra IA, Al-Mohizea AM. Contas de quitosano como um novo sistema gastroretentivo de verapamil. Scientia Pharmaceutica, 2006; 74(4): 175188.

Yoo HS, Lee JE, Chung H, Kwon IC, Jeong SY. Self-Assembled Nanoparticles Containing Hydrophobically Modified Glycol Chitosan For Gene Delivery. Journal ofControlledRelease, 2005; 103(1): 235-43.

Yuan XB, Yuan YB, Jiang W, Liu J, Tian EJ, Shun HM, Huang DH, Yuan XY, Li H, Sheng J. Preparação de nanopartículas de quitosano/PLA carregadas com rapamicina para imunossupressão no transplante de córnea. International Journal ofPharmaceutics, 2008; 349(1): 241-248.

Patentes

Altıok D, Tıhmınlıoglu F, Gi'ınes SS, IYTE MF. Inventores; Izmir Teknoloji, Essential Oil Loaded Mucoadhesive Nanocomposite Delivery System for Gastrointestinal System. 2016; Publicação da patente japonesa n.º W02016108774 Al.

Arnander C, Engstrand T, Larm O, Veltheim R. Inventores; Bonoss Medical Ab, Growth Fator Composition. 2006; Publicação de patente japonesa n.º W02006078211 Al.

Borbely J, Bodnar M. Inventores; Universidade de Debrecen, Nanoparticles from Chitosan. 2010; Publicação de patente dos EUA n.º US7740883 B2.

Cheung TA, Hsu CE. Inventores; Engene, Inc, Chitosan Based Non-Viral Methods for Transfecting Gut Cells In Vivo. 2016; Publicação de patente dos EUA n.º US9404088.

Harris MJ, Hajela S. Inventores; Crystal Clear Technologies, Chitosan Based Adsorbent. 2015; US PatentPublicationNo. US8932983 Bl.

Kwon IC. Inventores; Crystal Clear Technologies, Anti Cancer Drug Chitosan Complexes forming Self Aggregates. 2004; Publicação de patente dos EUA n.º US20040138152 A., 2004.

Makarand K, Dhamme AG. Inventores; Blue Cross Laboratories Limited, Sistema de flutuação gástrica. 2002; Publicação da patente japonesa n.º W02002102415 Al.

Nande SV. Sistema de administração de medicamentos gastroretentivos. 2009; Publicação da patente dos EUA n.º W0200987665,

Nayef L, Mekhail M, Tabrizian M. Inventores; The Royal Institution for the Advancement of Learning/Mcgill University, Injectable Chitosan Sponges for Enhancing Bone Regeneration. Pedido de Patente dos Estados Unidos, 2016; US 15/259,236.

Watts JP, Smith A, Bond JR, Lafferty WC. Inventores; West Pharmaceutical Services Drug Delivery and Clinical Research Centre Ltd, Floating Drug Delivery Composition. 2001; Publicação de patente japonesa n.º W02001058424 Al.

Woo C, Oh MR, Yim SB, Eum TH, Lee MA, Jeon BL. Inventores; Goodgene Inc, Methods for Storing DNA by Using Chitosan. 2006; Publicação de patente japonesa n.º W02006028323 Al.

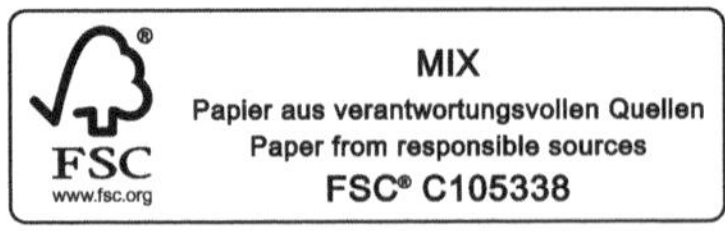

Printed by Books on Demand GmbH, Norderstedt / Germany